精神医学の概念デバイス

Concept Device∫ of Psychiatry

村井 俊哉

Murai Toshiya

創元社

序

どんな学問分野でも、その学問が対象とする「もの」「ことがら」がある。たとえば、天文学の対象は、天体であり、天体の運動などの諸法則である。英語で言うと〝サブジェクトマター subject matter〟ということになるだろう。医学においても、それぞれの専門分野にはそれぞれのサブジェクトマターが存在する。たとえば眼科学を例に挙げると、その対象は「目」「視覚機能」「目、あるいは視覚システムの病気」ということになるだろう。

では、この本のテーマである精神医学の〝サブジェクトマター〟は何だろうか？　眼科学とのアナロジーで考えるならば、その対象は「精神」「精神機能」「精神あるいは精神機能の病気」ということになるが、ここで、私たちはこのアナロジーに無理がありそうだ、と気づくことになる。私たちにとって「目」とは何であるかはおおよそ自明である。また「視覚機能」とは何かということもおおよそ自明である。ところが、「精神」や「精神機能」とはいったい何なのだろうか。あまりはっきりしたものとは言えないだろう。

私は精神科医なので、精神医学の〝サブジェクトマター〟が何であるかをはっきりさせることは、みずからのアイデンティティにかかわる一大事である。誰だって自分の仕事が扱っているものが何であるかわからなければ居心地の悪さを感じるだろう。私の知人のコンピューター・サイエンティストは『わたしのような計算屋は……』といった言い回しをよく使うが、彼にとっては「数」「数学」が自分の仕事のサブジェクトマターなのである。

精神医学の対象がはっきりしないことの居心地の悪さを解消するために、精神医学の長いようで短い歴史のなかで、いくつかの戦略がとられてきた。

精神医学の対象——「脳」「心」それとも「社会」？

一つ目——精神医学の〝サブジェクトマター〟を「精神」「精神機能」「精神あるいは精神機能の病気」と呼ぶことをやめて、「脳」「脳機能」「脳あるいは脳機能の病気」と言い換える戦略である。これは、大雑把な言い方をすれば、精神医学の業界において〈生物学的精神医学〉と呼ばれている立場と重なりあう。「精神」という曖昧なものを「脳」という具体的な言葉で言い換えることによって、眼科学が「目」を対象とするように、その〝サブジェクトマター〟を具体的な物質に落とし込むことが可能、と考えるのである。

二つ目——「精神」を「脳」に置き換えるのではなく、「精神」は「精神」のままで残しておこうという戦略。「精神」の代わりに「こころ」という言葉を用いてもよい。「脳」に置き換えることなく「精神」「こころ」といった曖昧な言葉を残すかわりに、「精神」とか「こころ」とは何であるかについて、体系的な理論を構築し、その概念を明確にしていくという戦略である。

近代精神医学は十九世紀後半に始まったと考えられることが多いが、その歴史の始まりから百年ほど、精神医学は、一つ目の〈生物学派〉と、二つ目の〈こころ派〉の立場のせめぎあいであったと言うこともできる。ドイツ語では、この両者をゾマティカー *Somatiker*（身体論者）、プシヒカー *Psychiker*（精神論者）と呼ぶが、日本の場合、一九九〇年以前に医師免許を取得し精神科医になった方（つまり筆者より先輩の精神科医）であれば、この二分法には懐かしい響きがあるかもしれない。

三つ目――これは、先の二つの戦略とは若干視点が変わる。精神科医が実際に扱っている相談事は、多くの場合、対人関係や社会のなかで発生したものである。だから、精神医学のサブジェクトマターは「社会」「社会機能」「社会あるいは社会機能の病気」である、と考える立場である。

一つ目の戦略（「脳」）に比べ二つ目の戦略（「こころ」）では、その対象を「人体の臓器」としない点において、すでに精神医学は他の医学のスタンダードからはみ出す（すなわち、医学モデルから離れる）傾向にあった。しかし、この三つ目の戦略に至っては、その対象を「その個人」にさえ特定しないという意味で、より一層、一般医学からはみ出すことになる。誰に医療費を負担してもらえばよいのか、誰を治療すればよいのか（本人を？　家族を？　この社会そのものを？）、といったことさえ自明なことではなくなるからだ。

ただしより正確に言えば、この三つ目の戦略には、方向性の大きく異なる（それどころかほぼ正反対の）ふたつのヴァージョンがある。

ひとつは、病気を本人ではなく、その外部に求めようとする立場。極限までこの考えを推し進め、病気にとって重要な因子は本人の内部にはなく、すべて外部の社会にあるとまで言うとそれは「反精神医学」というラジカルな立場となる。

他方、病気を個人の内部に求めながらも、それを「社会性あるいは社会機能の病気」とする立場もある。機能的脳画像研究の進歩に後押しされて、〈社会精神医学 *social neuroscience*〉などの呼称によって広く一般にも知られるようになった立場であり、これは第一の立場、すなわち「精神疾患を脳の病気に還元しようとする立場」の亜型とも言えるだろう。

精神医学の対象——第四・第五・第六の立場

「精神医学が扱う対象は何か?」という問いに一般の人が答えるなら、だいたい上記の三つの立場で尽くされることになるだろう。ところが、もう少しものごとを厳密に考える人は、上記のどの立場でも現実の精神医学の〝サブジェクトマター〟にうまく対応しないことに気づく。

たとえば、第一の立場に対する反論は、科学哲学者のR・クーパーがうまい例を挙げている。[†1] 現在、睡眠障害は精神疾患の分類に含まれているが（ただし、もうすぐ外れそうだ、という話であるが）、視覚機能の障害は（眼疾患でなく脳の視覚野の損傷などに由来する中枢性のものであっても）眼科、あるいは神経内科が扱うのが通例である。脳の機能を扱うのが精神医学であるという立場だけからは、中枢性の視覚障害は精神医学の対象となってしかるべきなのに、現実はそうなってはいないのである。ここでは省略するが、第二、第三の立場でも同様に、精神医学と他の医学領域との「境界問題」が発生する。

そんなこともあって、精神医学の〝サブジェクトマター〟を正面から（眼科学の定義のように）すっきりと定義することを半ばあきらめて「精神医学の対象には脳とこころと社会のすべてが関係してくる。だから、脳、こころ、社会のすべてを扱うのが精神医学である」という立場をとる人たちがいる。すなわち折衷主義（バイオサイコソーシャルモデル）である（第四の立場）。

　さらには、「精神科が扱う病気が精神疾患である」というトートロジーの立場も存在する（第五の立場）。このトートロジー定義は「精神疾患」の定義を超えて精神医学一般にも拡張できる。精神医学が扱う多様な課題（精神鑑定、自殺対策、地域医療など）について、どこまでが精神医学の範囲なのかということは、しばしば精神科医を悩ませている（『この仕事って本当にわれわれがやるべき仕事なの？』）。そんな悩みを吹き飛ばしてくれるのが、「精神科医が扱っている問題・課題が精神医学の課題である」という「精神医学のトートロジー定義」である。

　トートロジーはさすがにまずいので、似たもの同士の集まりで定義しようとする立場もある。精神医学の哲学を専門とするP・ザッカーが述べていることであるが、[†2] 精神科病院で勤務していた医師が頻繁に目にした精神病圏の疾患と、精神分析家など外来ベースの治療者が扱うことの多かった、いわゆる「神経症圏」の疾患の特徴を核として、それらとある程度似た症状をある程度の数持ち合わせている病態を追加していってできたのが「精神疾患」という似た者家族である、という考えである（第六の立場〈家族的類似性〉派）。こちらについても「精神医学のトートロジー定義」の場合と同じく、「精神疾患の似た者家族定義」から「精神医学の似た者家族定義」へと拡張できる（『あの仕事を引き受けていたら、今度はこんな仕事まで回ってきた……』）。

　私自身は第五の立場（トートロジー）が、知的な意味で気が利いていて好きであり、しかし実用的な観点からは、第六の立場（似た者家族）がよかろうと思っている。ただし、本書ではもうひとつ、これらとは異なる「精神医学のサブジェクトマターの定義」を「第七の立場」として提案してみたいのである。

「精神医学の対象は何であるか」という問いへのさまざまな立場

1　**脳**（身体を含む）
2　**精神または「こころ」**（スピリチュアルを含む）
3A　**社会**（本人の外部のものとして、反精神医学的）
3B　**社会**（本人の内部、つまり社会脳として）
4　**バイオとサイコとソーシャルの混ぜ合わせ**（折衷主義）
5　**現に精神科医が扱っているもの**（トートロジー）
6　**精神病圏と神経症圏を核とした「似た者家族」**
7　**他に意外な候補は？**

精神医学の対象――その意外な候補は？

バイオ（第一の立場）、サイコ（第二の立場）、ソーシャル（第三の立場）、あるいはそれらの折衷（第四の立場）といったお決まりの発想ではなく、あるいは「定義などできない」という半ば投げやりな定義（第五、第六の立場）でもなく、「精神医学が扱っているといえるものは何なのだろう？」と、もう一度落ち着いて考えてみて、私が気づいたのは、意外な盲点である。精神医学の〝サブジェクトマター〟は、バイオ、サイコ、ソーシャルだけではない。もうひとつ大事なものが存在するのだ。「バイオ」「サイコ」「ソーシャル」以外に『もうひとつ存在するのだ！』と宣言されると、読者の皆さんは何を思い浮かべるだろうか。〝身体〟を思い浮かべる人もいるだろう。精神科の臨床においては、精神症状そのものだけでなく、「脳」のニアリーイコールとしての「バイオ」でもなく、普通の意味での〝身体〟の健康管理はますます重要になってきている。しかし、この立場は広い意味での「バイオ」に入れておいてよいだろう。あるいは〝家族関係・人間関係〟を思い浮かべる人もいるだろう。しかしこれは「ソーシャル」である。スピリチュアルをサイコと分ける考え方もあり、そこにこだわる人はその区別について絶対に譲歩することはないかもしれないが、しかし、まあ、これも「サイコ」でよいことにしておこう。

これらではない、精神医学の〝サブジェクトマター〟はもうひとつ存在する。

それは、抽象概念である！

※

精神医学は概念を扱う

読者の皆さんにとってこの答えが意外だっただろうか。意外だったとしたら、このイントロダクションは成功である。

意外だった皆さんにとって、なぜこの答えが意外だったかというと、おそらく誰もが〝サブジェクトマター〟を列挙しようとするときに、具体的な「物」や「ことがら」について考えるからである。だから、具体物の反対の《抽象概念》が、思考の探索空間の中になかなか浮かび上がってこないのである。実際、私自身も、こういう考えに到達したのはごく最近のことである。

概念デバイス 01

(抽象)概念　精神医学では、具体的に測定したりできない抽象概念が大量に用いられている(例：妄想、パーソナリティ、精神疾患)。こうした抽象概念を具象に落とし込もうという努力が、「精神医学の医学化」という標語のもとに、今日の「メインストリーム精神医学」のなかでは日々叫ばれている。しかし、叫ぶのは自由だが、本当に抽象概念は消去できるのか。そこで、抽象概念を消去しようと力むことをいったんやめてみて、「抽象概念を扱うことこそが精神医学の特徴である」とあえて開き直ってみるところから見えてくるものに、私は期待する。

しかしながら、『精神医学のサブジェクトマターは抽象概念なのだ！』とエクスクラメーションマーク付きで言われたって、ほとんどの人は、『…で？』という反応で終わってしまうだろう。『それがどうかしましたか？』という感想である。「ビッグ・データ」「ディープ・ラーニング」「コネクトーム」「エピジェネティクス」などなどの魅惑的なキーワードがあふれる今日の精神医学において、いくらなんでも《抽象概念》はないだろう、というのが、大多数の読者の反応であろう。

ただ、せっかく本を一冊書くわけだから、私としては、そのような意外なことをやってみたいのである。

もちろん、この第七の定義が、第一から第三までの定義よりも実際の精神医学の必要十分条件に近いとまで主張するつもりはない。精神医学の必要十分条件は第五のトートロジーの立場（つまり、現実に精神科医が対象としているものが精神医学の対象）や、あるいは第六の家族的類似性の立場（その定義を簡潔な文章で表せるわけではないが、なんとなく似通ったもの同士）以外には結局のところは存在しないだろう。

ただ、精神医学の〝サブジェクトマター〟は、バイオだ（ゾマティカー）、サイコだ（プシヒカー）、ソーシャルだ（アンチ・サイカイアトリー??）、いや、それらの組み合わせだ、というかたちで延々と続き、すでに賞味期限切れとなっている議論に、もうひとつの極として、《抽象概念》（コンセプト――英語ではconceptsと複数形にしておきたい）を参入させ、「精神医学とは何か」という、堂々巡りのようで結構重要な議論を活性化できないか、といったところが本書の狙いということになる。

✦✦✦✦✦　✦✦✦✦✦　✦✦✦✦✦

一方で、そうした抽象概念はすべて虚構であり有害である（例：「精神疾患は存在しない」「自己は幻想である」）という立場もとらない。これらの両極の立場のいずれでもなく、「自己」「精神疾患」などの抽象概念は、「ツール」「デバイス」である、という立場をとる。使えそうなものは、使いどころで使えばよい、という見解である。概念デバイスは「存在するか存在しないか」が問われるのではなく、「使えるか使えないか」が問われるのである。

以上のような狙いに基づいて、本書では、私がこれまでに出版した論稿のいくつかを振り返りながら、精神医学が扱うさまざまな《抽象概念》について考えていきたい。

精神医学に満ち溢れる抽象概念とそれに関連する論点は膨大である。本書でそれらを網羅することはもちろんできない。そこで、私がこれまで考えてくることの多かった「精神医学における視点の複数性」という論点に焦点を絞ることにする。この論点を、「パーソナル／サブパーソナルな記述」「多元主義」などの〝概念デバイス〟との関連で繰り返し登場させる。※

すなわち本書は、①「個別の抽象概念（「パーソナル／サブパーソナルな記述」「多元主義」など）の精神医学における有用性を検討する」ことに加えて、②「精神医学において抽象概念一般を扱うことは必須であり、また案外有用であるということを示す」ことを目指す（あとがき参照）。

このような目標を置いたうえで、各章は以下のように構成した。

まず、この序では、「精神医学のサブジェクトマターは抽象概念である」という仮説を掲げた（具体的な作業仮説を掲げるというよりは風呂敷を広げる）。続く諸章で、「抽象概念について考えることが精神医学において有用である」という証拠を、個別の抽象概念（特に「精神医学における視点の複数性」という論点に広い意味で関係するもの）についての議論のなかから示す。そして終章においては、「精神医学のサブジェクトマターは抽象概念である」という思い切った仮説についての正否を述べる、と※いうような構成をとる。

本書のスタイルは、私が過去に発表した論文を紹介し、それらを「ターゲット文献」と位置づけて、筆者自身が口を挟む形式をとる。さらに、この対話にいくつかの〝概念デバイス〟を挿入していく。すなわち三重奏のかたちとなっている。概念デバイスとしては、本論（すなわち「精神医学に

がいデバ 02

概念デバイス　精神医学が現に扱っている壮大な抽象概念の数々（例：自己、精神疾患）の本質を明らかにしたい、というのは、精神医学の専門家の多くが抱く野望である。それを医学化・科学化で達成しようとする者、理論的構築物や数理モデルで達成しようとする者、哲学的・魔術的直感で見抜いてやろうとする者がこの業界には入り乱れている。本書はそのような「本質主義」の立場をとらない。

おける視点の複数性」）に密接にかかわるものが半分ぐらい、それ以外のテーマに脱線的に触れたものが半分ぐらい、という配分となっている。

このスタイルが読みやすいか読みにくいかは読者の判断に委ねるしかないのであるが、忙しい時代である。ほんとうに忙しい人は〝概念デバイス〟だけをざっと見ていっていただくのもよいのでは、と思う。多少時間のある人は、元論文（ターゲット文献）を斜め読みしながら筆者の現在の意見のところも読んでいただき、さらにしっかり時間を確保してくださる方は、元論文も含めて全文を読んでいただく、というのでもよいかと思う。

よき精神科医たるもの患者さんの具体的な話をよく聞き、具体的な治療や支援ができる人だ、というのはもちろん正論ではある。しかし「それはそれとして」「そこに加えて」、《抽象概念》に対する感度がよいことも少しぐらいは大事かな、と読者の方が感じていただければ、本書は成功ということになる。

概念デバイス03

精神医学　「精神医学」という概念が歴史のある時点で導入されたことによって、現在、精神科に通院している多くの人たちは、内科に相談に行くのではなく、カウンセラーに相談に行くのでもなく、自己暗示や自己啓発で何とかしようとするのでもなく、精神科に相談に行く、という選択肢をとるようになった。

精神医学の概念デバイス

目次

序　i

第1章　脳トレの矛盾――パーソナル／サブパーソナルの区別　その一　1

第2章　価値観――パーソナル／サブパーソナルの区別　その二　11

第3章　司令塔のない人間の見取図　41

第4章　多元主義　再考　57

第5章　記憶の精神病理学——概念デバイスの適用例　その一　87
第6章　精神病理学とは　103
第7章　リカバリー概念——概念デバイスの適用例　その二　125
終　章　139
あとがき　149
註　158

Concept Device∫ of Psychiatry

1 概念 vii
2 概念デバイス ix
3 精神医学 x
4 脳科学大衆化の時代 3
5 「主体＝客体」問題 5
6 脳トレ 7
7 価値観 13
8 病名 23
9 精神疾患vs身体疾患 25
10 健康／病気 26
11 カテゴリーvsディメンジョン問題 29
12 責任 30
13 ネットワーク 33
14 パーソナル／サブパーソナルな記述 39
15 脳とこころ 40
16 意識 47
17 メメント・モリ 48
18 ホムンクルス 52
19 行動を決めるアプリ 55
20 多元主義 60
21 方法論的自覚 65
22 「幽霊は存在しない」 66
23 バイオサイコソーシャル 68
24 了解と説明 72
25 心因／内因／外因 74
26 実践的学問 78
27 ウェットな語りvsドライな語り 81
28 「脳とこころはコインの裏表」 93
29 記憶vs記憶 95
30 伝統的精神病理学 110
31 「臨床的」 115
32 メインストリーム精神医学 119
33 オールタナティブズ 123
34 「真の○○○○」 127
35 「○○○○A、○○○○B」 129
36 政治的 130
37 戦略的、日和見主義的、利己的… 131
38 「旅」のメタファー 133
39 幸福感 135
40 有用性 143
41 抽象と具象 145

第1章

脳トレの矛盾——パーソナル／サブパーソナルの区別　その一

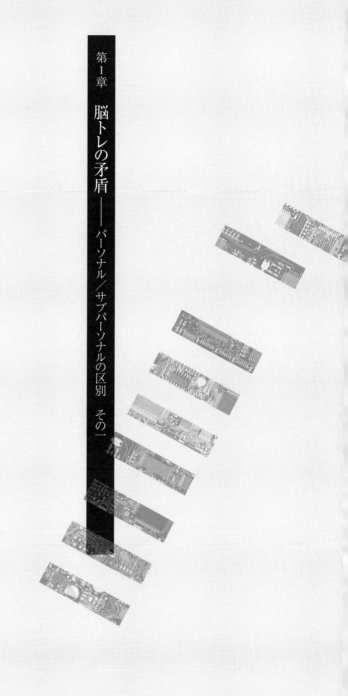

本章では、脳が身近になった（身近になり過ぎた）現代の状況を、「脳科学大衆化の時代」という冷めた目線でとらえ、そのような世界観の変化のなかで、古くからのホムンクルス問題（「脳を使うのだあれ？」）が改めて問題となってきている状況を描写する。この問題に対する複数の回答を示しつつそれらの限界についても触れ、第二章へとつなげていく。

俎上に挙げるのは、一般読者を対象とした心理学論文集に寄稿した原稿である。実はこの原稿は、某大学の小論文の入試問題として使用されたこともある。そういう意味で、文章としては整っているのではないかと思う。この第一章では、その前半部分を扱う。

✦ターゲット文献

村井俊哉「脳神経科学から見た思いやり」

日本心理学会監修／高木修・竹村和久編『思いやりはどこから来るの？――利他性の心理と行動』（誠信書房、二〇一四年）一五七－一七二頁。

一昔前と比べると、脳という臓器は脳科学の専門家以外にもずいぶんと身近なものになっています。その理由はいうまでもなく、脳科学それ自体の進歩でしょう。脳科学が用いる技術にはさまざまなものがありますが、専門外の人たちにも脳科学を身近にしたという点においての最大の功労者は、おそらく機能的MRI（fMRI）ではないでしょうか。fMRIの実験では、実験参加者には横になって頭をじっと動かさないようにしてもらわねばなりません。そういう意味では、たとえばマラソン選手がライバルに追い抜かれる瞬間の脳活動を計測することはできません。つまり、どんな状況の脳活動でも自在に測定するというわけにはいかないのですが、とはいっても、たとえば、人が慈善団体に寄付をする時の脳活動のような私たちの日常生活に直結したさまざまな行動について、それらの行為と関連する脳活動を測定することができるのです。さらに、fMRIを私たちが身近に感じる理由としては、測定されたデータが、脳の図の上に黄色や赤色でわかりやすく表示される点が挙げられます。このような図を見ると、解析方法の細かい部分を知らない人でも、脳が実際に活動しているという印象を強く受けることになるでしょう。

近年の脳科学、特に「ヒト脳イメージング」の進歩を肯定的に紹介するところから、本論文はスタートしている。私自身は「ヒト脳イメージング」の進歩それ自体にも関心を寄せているが、同時に「ヒト脳イメージング」の成果に人々が関心を寄せることによって生じる世界観の変化にも関心を寄せている。たしかに「ヒト脳イメージング」は進歩が著しいが、実際の進歩以上に一般の人たちが脳科学の虜になっている状況を、多少の皮肉と諦観を込めて〝脳科学大衆化の時代：ヴァーチャル編〃※と勝手に名づけている。[†1]

概念デバイス04

脳科学大衆化の時代　脳科学全盛の時代であるからこそ、多少、そうした状況を冷ややかにみる態度も有用であろう。こういう斜に構えた概念デバイスを用意しておくことで、私たちは時に頭を冷やすことができる。脳イメージングのもつ視覚的インパクトは“脳科学大衆化の時代：ヴァーチャル編”である。一方で、SSRI（代表的抗うつ薬）、あるいはスマートドラッグがもたらした、脳へのアクセス、エンハンスメントの気楽さは、“脳科学大衆化の時代：リアル編”と言えるだろう。

> 脳科学の進歩に加え、脳を専門外の人たちに身近なものとしたもうひとつの立役者は、コンピューター・サイエンスの進歩ではないでしょうか。「ハードウエア」、「ソフトウエア」、「メモリー」、「情報処理」などなどの概念は、正確に説明しようとするとかなり難しい専門用語のはずですが、仕事や趣味で日常的にパソコンを利用しているうちに、これらの用語は、いつの間にか私たちが頻繁に使う日常言語となっています。さらに、こういったコンピューター・サイエンスの用語に十分に慣れ親しんだ結果、現代人は、こうした用語を私たち自身の脳に対して用い始めているのです。実は、脳科学者はこうした用語をずいぶん前から私たち自身の脳に対しても用いてきてはいましたが、今日では専門外の人たちも、意識的あるいは無意識的に、脳をパソコンになぞらえて理解しているように、筆者には感じられます。
>
> 脳科学の用語に親しんだ現代人であれば、「脳トレによって、海馬や前頭葉を刺激し、記憶力や判断力を高め、問題解決のスピードを高めよう」といった文章には、特に違和感を持たないでしょう。そして、この文章が意味することを考えている時、おそらく私たちは、脳を鍛えることとは、パソコンのメモリーを増設しCPUを最新のものに置き換えOSをヴァージョンアップすることと「同じようなこと」という連想を、意識的・無意識的に行っているのではないでしょうか。

ここでは、現代社会を特徴づける〝脳科学大衆化の時代：ヴァーチャル編〟の描写をさらに進めている。脳イメージングの「見える化」のインパクトとコンピューター・サイエンスの進歩が二足の草鞋になって、「脳＝パソコン」のメタファーを私たちに植え付けてきた、というのが筆者の主張である。

このような「脳≒パソコン」のアナロジーは、脳の働きの多くの側面を理解する上でたしかにとても有益です。ただし、脳には、このアナロジーでうまく捉えることでできない側面も存在する、というのがこの章（ターゲット文献「脳神経科学から見た思いやり」）で私が述べたい点です。うまく捉えられている側面は、脳の能力や性能に関わる側面です。一方でうまく捉えられていない側面は、何かを目標とし何かに価値を置いている、そういう私たちの行動に脳が不可分に関係している、という側面です。コンピューターの場合には、何かを目標とし何かに価値を置くユーザーが、客体であるコンピューターを操作しています。ところが脳の場合には、道具としての脳を操作するユーザー自身の判断・意図・目的などが、そのユーザーの脳に大きく依存しているわけですから、主体と客体の関係が非常にあいまいになっているのです。「脳トレ」の例でいうと、そもそも自分の脳に「脳トレ」をすることに価値を置くかどうかの判断を左右しているのも、その人の脳である、ということになるでしょう。

「コンピューター」を使うのは誰かの「脳」だ、ということには多くの人は同意するだろう。では「脳を使うのだあれ？」という問いを発することで、「脳≒パソコン」のアナロジーに揺さぶりをかけてみたわけである。

　このことを、「使用者＝被使用者」問題、あるいは「主体＝客体」問題と呼ぶこともできるだろう。「脳がコンピューターを使う」は問題のなさそうな文章である。しかし、「脳がその脳自身を使う」は、簡単には受け入れがたい文章である。同様のことは「脳トレ」にも言える。「脳が筋肉を鍛える」（筋トレ）はまあよかろう。しかし「脳がその脳自身を鍛える」（脳トレ）は、改めて考えてみると可笑しな主張に見えてくる。※

がいデバ05

「主体＝客体」問題（「使用者＝被使用者」問題）　私たちの言語の基本は、主語と目的語の区別によって、行為者（エージェント）とその行為の受動者（ペーシェント）から構成されている。つまり、私たちはそういう風に世界を見るように生まれついている。こういった見方で、私たちは日常生活を何不自由なく送っていのであるが、脳科学大衆化によって、客体としての脳と主体としての脳のいずれもが手に届くところに来たことによって、確固たるように見えていた主体と客体の関係が揺らぎ、「主体と客体が同一であるとしたら、この両者の関係についてどのように考えればよいのか？」という「主体＝客体」問題があらためて浮上してくることになる。

「脳を使うのだあれ?」という揺さぶりへの回答として、私たちには以下のようないくつかの選択肢が可能である。

① 筋金入りの唯物論

「使う側の脳」と「使われる側の脳」との区別を放棄する。つまり「主体としての脳」と「客体としての脳」との区別を放棄する。私たちが使用者側として見ていた「脳」の部分（素朴な直感に基づき「高次の脳領域」と私たちが呼びならわしてきた脳領域）も、私たちが「被使用者」としてみてきた「脳」の部分（素朴な直感として「低次の脳領域」とし私たちが呼びならわしてきた脳領域）も、基本的な違いはない（顕微鏡レベルでの細胞構築には違いがあるとかそういった細かいことではなくて、いずれも脳というひとつの臓器を構成する部分領域であるという点で）。私たちが「脳が脳を使う」「脳が脳を鍛えている」と感じているとき、主語側の「脳領域」も目的語側の「脳領域」もそれぞれ、どちらが使用者、どちらが被使用者ということもなく、黙々と物理法則・神経生物学的法則に則って作動しているだけのことである。このような立場を〝筋金入りの唯物論〟と呼ぶことにしよう。〈主体〉概念を完全に排除したこの見方は、注意深い脳科学者がとっているスタンスである。

ただし、一貫性をもってこのスタンスを維持するには、それなりの覚悟がいる。

このスタンスをとる場合、たとえば、「私が私の脳を鍛える（脳トレ）」と言いたい場面はもちろん、「私が私の筋肉を鍛える（筋トレ）」と言いたい場面でも、漠然とした〈私〉の概念は放棄しなければならなくなる。そこで〈私〉を〈私の脳〉で置換して「私の脳が私の脳を鍛える」「私の脳が私の筋肉を鍛える」と言えばそれでよいのかといえば、それではまだまだ筋金入りとは言えない。

「鍛える側」と「鍛えられる側」の区別、「使う側」と「使われる側」の区別を排除するところまで徹底してこそ〝筋金入りの唯物論〟である。それゆえ、これらの状況の描写は「脳の部分領域の活動が脳の別の部分領域に作用し、その結果、日常的に『脳トレ』と呼びならわされている現象が生じている」「「脳の活動が筋肉に作用し、その結果、日常的に『筋トレ』と呼びならわされている現象が生じている」といった回りくどい表現をせざるをえなくなる。※

すなわち、「主体としての私」を放棄するだけでなく「主体としての脳」も放棄することに伴って、「鍛える」や「トレーニング（特に「自主トレ」）」という概念自体が、われわれの常識的な使用法のままでは維持できなくなるのである。そして、たとえば、誰かがパソコンからメールを送信している場面も、「脳とパソコンを含む系全体が、黙々と物理法則・神経生物学的法則に則って作動しているだけである」という、われわれの直感に相当反した世界観で眺める勇気がいることになる。

② 腰の引けた唯物論

「使用者＝脳の高次の部分 vs. 被使用者＝脳の低次の部分」あるいは「鍛える側＝脳の高次の部分 vs. 鍛えられる側＝脳の低次の部分」という区分をおこなって、この問題を回避するのがもうひとつの方法である。「『脳の高次の部分』が『脳の低次の部分』を使っている」「『前頭前皮質』が『海馬』を鍛えている」といった表現を使うのである。こういう観点で状況を理解し、またそういう言い回しで状況を描写することにすれば、筋トレとのアナロジーを維持することもできる。また、主体と客体の区別も維持することができる。

この方法をとることの最大の問題は、いわゆる「ホムンクルス問題」に陥るリスクである【第3章参照】。ホムンクルス問題とは、脳の中に脳全体の働きを指令する小人（ホムンクルス）がいると考えることによって生じてくる堂々巡りの矛盾のことを指す。すなわち、脳の領域を使用者と被使用者に

がいデバ06

脳トレ　商標登録済みの概念デバイス。【概念デバイス05】の特殊例。筋トレとのアナロジーで、頭にすっと入ってくるのはよいが、ご用心を。「筋トレ」の場合（鍛える側＝脳、鍛えられる側＝筋肉）であるのに対し、「脳トレ」の場合（鍛える側＝脳、鍛えられる側＝脳）ということで、筋トレとのアナロジーは失敗する。このアナロジーの失敗を解消する解決法にはいくつかの候補がある。1. アナロジーをあきらめる（「脳トレ」と言わないことにする）。2. 鍛える側＝脳の高次の部分、鍛えられる側＝脳の低次の部分、という区分をおこなって、筋トレとのアナロジーを維持する。3. 鍛える側＝人（パーソナル）、鍛えられる側＝脳（サブパーソナル）という区分によって筋トレとのアナロジーを維持する。

分割したとして、そうすると、今度は、その使用者の部分を使用しているのはどの領域か、という問題が生じて無限後退に陥る、という論理破綻が生じてくるのである。

「使用者＝被使用者」問題に対する〝筋金入りの唯物論〟的解決に対して、この第二の解決を〝腰の引けた唯物論〟的解決と、とりあえず呼ぶことにしよう。

筆者自身は、第一の解決法は、脳科学を推進するうえで有用であり、これに代わる方法はないと考えている。ただし、精神医学で議論すべき諸問題を扱うには、時期尚早な世界観（語り口）であり、不便過ぎて、少しの気のゆるみで、矛盾を孕んだ第二の解決、すなわち〝腰の引けた唯物論〟的解決に陥ってしまうと感じている。ということで、〝筋金入りの唯物論〟的解決とも〝腰の引けた唯物論〟的解決とも異なる第三の解決が、特に精神医学の諸問題を考える文脈では必要と考えている。

③パーソナル／サブパーソナル二視点論

ここで提案する第三の解決は、「パーソナルな観点・語り」と「サブパーソナルな観点・語り」を混同せずに併用するというやり方である。[†2]

「パーソナルな水準の語り」とはすなわち、「脳」や「脳のパーツ」や「人体」についてではなく〝人〟について語る語り口である。――「『ヤマカワタクヤさん』は地球温暖化について……という見解をもっている」「地球温暖化の現状に対して『あなた』はどう考えるんだ?」「『私』自身は地球温暖化の話題にはあまり意見したくないのだよ」といった語りである。一方で「サブパーソナルな水準の語り」とは、「『私の身体』は、地球温暖化の話題になると、震えが強くなる」とか「『実験被験者の前頭葉の〇〇野』は、地球温暖化についての話題を映像で呈示されたとき、活動が強くなる」といった語りである。

これらの文章に登場する「ヤマカワタクヤさん」「あなた」「私」は、使う側、つまり〈主体〉となりうる（より正確に言えば、それらを主体とする語りを許す）。これらの〈主体〉が働きかける行為の対象（目的語）は外界の事物であってもよいが、自分の脳やそのパーツ、あるいは自分の身体であってもよい。――「ヤマカワタクヤさんは自分の左脳に磁気刺激を毎日与えることで、うつ病を克服しようとした」といった言い回しである。一方で、「私の身体」や「実験被験者の前頭葉の〇〇野」には、自分の脳やそのパーツを使用したり鍛えたりする語りを許さないことにするのである。『私の前頭葉』が『私の海馬』を使用する」とは言わないようにする、ということである。

この「二視点論」は〝筋金入りの唯物論〟の拡張版であるといえる。すなわち「二視点論」におけるサブパーソナルな世界観・語りは〝筋金入りの唯物論〟そのものである。ただし「二視点論」ではそれに加えてもうひとつ別の世界観・語り（パーソナルな世界観・語り）を許すのである。

一方でこの「二視点論」は一見すると〝腰の引けた唯物論〟に似通っているようにみえる。しかし両者は似て非なるものである。〝腰の引けた唯物論〟は「二視点論」からみると、パーソナルな世界観・語りとサブパーソナルな世界観・語りを混同して使用していることになる。「二視点論」のもっとも肝となる点は、この混同を避けるところにこそある（この混同は「メレオロジカルな誤謬（カテゴリー錯誤）」として第5章でさらに論じる）。

「二視点論」におけるふたつの言い回しの区別は、私たちの日常言語の普通の使用法とおおよそ対応しているので、その使い分けはそれほど難しいことではない。迷ったら、「普通だったら自分はどう言うかな」と考えればよいのである。

ただ、現代は〝脳科学大衆化の時代〟である。このような時代には〈人〉についての「語り口」

と〈脳〉についての「語り口」が混線する一方である。二つの語り口の切り分けは、私たちの勘に頼っているだけでは維持することが難しくなってきている。そこで「パーソナル／サブパーソナル二視点論」などという大層な概念デバイスとしてわざわざ持ち出してみたのである。

ではなぜ、この第三の立場が、特に精神医学において、他の二つの立場に比べて優れている（役に立つ）と筆者が考えているのかについて、続く第2章ではさらに考えていく。

◆◆◆◆◆　◆◆◆◆◆　◆◆◆◆◆

第1章の論点を、整理しておこう。

「脳を使うのだあれ？」への答え方の三つのスタンス

① **筋金入りの唯物論**（使う使われる領域の区別なく脳全体が黙々と作動する）
② **腰の引けた唯物論**（高次の脳領域が低次の脳領域を使う）
③ **パーソナル／サブパーソナル二視点論**（第2章でさらに説明）

第2章

価値観——パーソナル／サブパーソナルの区別　その二

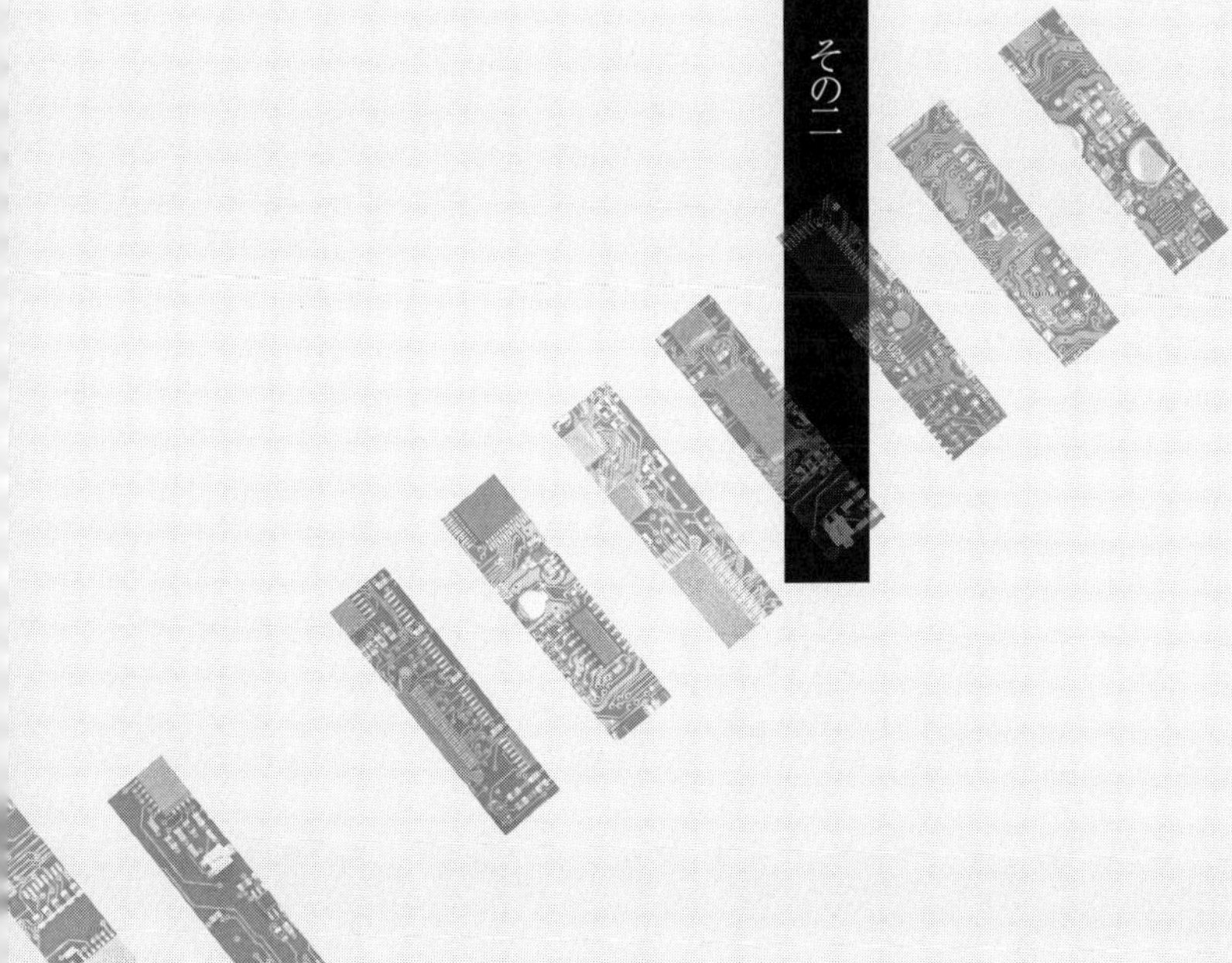

第1章では、パーソナル／サブパーソナルの区別を提案した。

本章では「『人の価値観』（パーソナルな記述と親和性が高い）を決定する『脳領域』（サブパーソナルな記述と親和性が高い）が実際に存在する」という、脳科学からの証拠を紹介する。両水準の現象が相互作用するこうした微妙な事例を考える際には、より一層、二つの水準の世界観・記述を意識して区別しておくことが重要であることを主張する。俎上に挙げるのは、第1章で紹介した論文の後半部分である。

✦ターゲット文献

村井俊哉「脳神経科学から見た思いやり」

日本心理学会監修／高木修・竹村和久編『思いやりはどこから来るの？——利他性の心理と行動』（誠信書房、二〇一四年）一五七－一七二頁。

さて、「使用者＝被使用者」問題に対する解決としてどの方法をとるかは、いったんわきにおき、ターゲット文献は、「『使用者側の脳』には、『価値観・人生観』というなかなかやっかいな概念が関係してくる」という点へと話を展開していく。

※

「脳＝パソコン」のアナロジーがうまくいかなくなるもう一つの理由としては、人の価値観や目標は、人それぞれ多様である、という点も挙げられます。たくさんの報酬を得て贅沢品に囲まれた人生を送りたいと考える人もいるでしょうし、質素だがシンプルな人生を送りたいと考える人もいるでしょう。これらは個人の考え方、価値観、生き方の問題です。それぞれの人は、それぞれが違った価値観、人生観を持って、それを実現するために、道具としての自らの脳を精一杯活用しながら、ある人は社会的成功を求め、別の人は内面的な豊かさを求め生きています。しかし、以下で例を挙げて紹介しますが、そのような価値観・人生観自体が、それぞれの人の脳の状態によって左右されるのです。これが脳とパソコンの大きな違いです。

もちろん、どうしても脳をコンピューターになぞらえたいという人もいるかもしれません。それはできないことではないですが、その場合には、コンピューターに対する私たちのイメージを大きく変える必要が出てくるでしょう。私たちが普段用いているようなパソコンではなく、たとえば、SF映画に登場する自らの意志と感情を獲得した人造人間や人工知能のようなものをイメージする必要がでてくるのです。単に意志や感情があれば十分ではなく、その人造人間か人工知能かがもし私たちと同じ社会で暮らすのであれば、社会の中で暮らす一員としての責任も持ってもらわねばなりません。

すなわち、脳は、単に私たちが用いる精巧な道具である、というだけでなく、「私たち自身」と不可分な臓器として、私たち一人ひとりの独自の価値観、独自の目標を左右するのです。このことは、言

概念デバイス07

価値観（人生観）　数ある概念デバイスのなかでも、精神医学においてもっとも重要なもののひとつ。本章のターゲット文献では「価値観」と「性能」「機能」とを対比的に用いているが、「価値観」と「事実」を対照概念として用いることも有用である。後者の対比を意識しておくことで、例えば、「Aさんはうつ病をもっているかどうか」という事実の問題と、「Aさんは（あるいは主治医は）そのうつ病を治療したいと思っているかという」という価値観の問題を区別することができる。価値vs事実のコントラストについては、第4章で詳しく論じる。

われてみるとあたり前のことですが、この前提は、本書（ターゲット文献『思いやりはどこから来るの？』）のテーマである「思いやり」という現象と脳の関係を考える上では、非常に重要になってきます。

「どうしても脳をコンピューターになぞらえたい人」として真っ先に思い浮かぶのは、高校生・大学生の頃の自分である。『人間には、コンピューターのような機械では決して真似できない素晴らしい能力が備わっているんだよ！』と根拠もなく述べる大人が愚かしく思え、無性に反発していた自分自身が、微笑ましくもやや気恥ずかしい。少し遅めの中二病といったところだろう。

『ロボットに人を愛することはできないでしょう！』と言われれば、『人を愛するようにロボットをプログラムすればいいんじゃないの！』という調子で反発していたのである。自由意志にしたって、人間が持っている程度の自由意志であれば、ロボットでもなんとかなりそうである。そんな調子である。先に述べた概念デバイス、〈主体＝客体〉問題に対する回答方法でいえば、第一の方法、すなわち、〝筋金入りの唯物論〟的解決に相当するだろう。

そうしたことを考えながら、人間には備わっているがロボットには備わっていないものは何か？というところでふと思い至ったのが〝責任〟である。「愛」や「自由意志」と同じように、「責任ある行動」をとるために必要な機能（十分な記憶力などに加え、他者に与える苦痛・損失なども判断する機能、さらには、他者に苦痛・損失を与えるような行為を避ける傾向性）をロボットにも与えることは原理的に可能であろう。しかし〝責任〟は結局のところ機能ではない。ロボットがあらゆる機能を備えても、〝責任〟とは「われわれが誰に責任をとってもらいたいか」によって決まるからである。つまり、ロボット側の機能ではなく、私たちの側の態度が、そのロボットが人間と同様に責任ある存在であるかどうかを決めるのである。

パソコンがフリーズしたときに、別のパソコンで解決法を検索するのではなく『どうしてお前は大事なときにいつもいつも止まるんだ！』と言ってパソコンを平手で叩いている人をときどき見かけるが、その人は、自分のポンコツのパソコンを「責任のある存在」として、人と同等とみなしていることになる。しかし、それもほんのつかの間、周囲から『パソコン叩いたって仕方ないでしょう、静かにしてくれないかな』と諭されて、頭を冷やすことになるわけである。

人間は機能や性能において優れているだけでなく、価値観や人生観を持った存在である。ロボットやポンコツのパソコンでさえ価値観や人生観を持っているとみなすことは論理的にはまったく可能であるが、その場合、それらのロボットやパソコンには社会人（エージェント）としての〝責任〟を持ってもらわねばならない。ロボットやパソコンの犯した不始末に対し、ロボットやパソコンを責めるのではなく、私たちがその製作者を責めている限りにおいて、とりあえず、ロボットやパソコンの価値観や人生観を考慮する必要もないだろう。

〈主体＝客体〉問題は、高校生のときの私のように〝筋金入りの唯物論〟的解決でも回答「可能」である。しかし、機能や性能の問題ではなく、「社会人としての責任」といった、社会における相互承認のような問題を扱うには、不便なのである。

少し前置きが長くなりましたが、本論に話を進めていきましょう。人間の価値観・人生観には多様な軸がありますが、本書〔前掲〕のテーマである「思いやり」の心のあるなしといった点は、その人が人生全般においてどういったことに重きを置いて生きているのか、ということと大いに関係します。ですから、「思いやりの心」は私たちの価値観・人生観の中でも非常に重要な要素といえるでしょう。思いやりの心とは利他の精神と言い換えてもよいでしょうし、その逆は利己主義という言葉で表現できるかもしれません。

　利己主義という価値観に基づいて生きている人にとっては、周りの人がどのような境遇、気持ちであるか、といったことは重要視せず、美味しいものを食べ、たくさんの給料をもらい、資産を蓄えて、とりあえず自分が健康で長生きする、といったことに関心の中心を置いているでしょう。一方で、利他の精神に基づく人生観で生きている人にとっては、家族や仲間の笑顔や健康が、さらには、自分が未だ顔を見たこともない国の子どもたちの幸福が、人生を生きていく上での最大の関心事となっているでしょう。

　このように、私たち人間には、利己性・利他性という軸において、大きな個人差が存在することはどうやら間違いなさそうですが、その個人差を測定する興味深い思考実験があります。実験参加者には次のような質問がなされます。

ある部屋に、あなた、そしてAさんという人が呼ばれました。そこにBさんがやってきて、あなたに一万円を渡していいました。『この一万円をあなたの好きなように、あなたとAさんで山分けしてください。どのように分けるかを決めることができるのは、あなたです。Aさんは口出しできません』。さて、あなたはいくらといくらにこの一万円を分割しますか?

　以上が「独裁者ゲーム」の名前で知られる有名な思考実験ですが、読者の皆さんには、さらに臨場感を持っていただくために、筆者の独断でもう少し内容に肉付けをしてみたいと思います。このような抽象的な質問では、その答えはAさんがどんな人かにもよるでしょうし、自分が今どれくらいお金に困っているかにもよるでしょうし、もう少し情報がないと答えようがないと、たいていの人は感じるでしょうから。

あなたとAさんは、Bさんに頼まれて半日荷物運びを手伝いました。二人は同じ程度に一生懸命働きました。半日の労働分の賃金は二人ともに同じように支払われました。そのときBさんがやってきて、『Aさんの働きぶりもよかったがあなたの働きぶりが特によかったので、特別ボーナスです』と言って一万円をあなたに手渡した上で、あなたに向かって次のように言いました。『この一万円はボーナスで、あなたに差し上げます。一緒に働いたAさんに一部わけてあげてもよいですが、それはあなたの判断で決めてください』。Aさんはあなたとこれまで一度も面識はなく、この一万円の分割ゲームが終了したら、二度とどこかで顔を合わせる可能性もありません。またあなた自身がどこの誰であるのかはこのAさんには伏せられているので、あなたがけちな分割をしたからといって、あとからAさんがそのことをどこかで言いふらして、あなたの評判を落とす可能性もありません。また、あなたは学生で、今のところ日々の暮らしに困るほどではないけれども、一万円はそれなりに大金だ、ということにしましょう。

以上のような状況設定のもと、皆さんなら一万円をどのような分割されるでしょうか?

自分が一万円もらってAさんには一円も渡さないという人もいるでしょう。別の人は五千円ずつに仲良く山分けするというでしょう。しかし、おそらくは、自分が多めにもらっておいて、Aさんには少し渡す、という人が多数派ではないかと思います。たとえば自分が八千円、Aさんに二千円という配分です。

五千円ずつで分配した人を利他的な人、一万円を独り占めにした人が利己的な人、自分が八千円もらって二千円をAさんにあげた人が、その中間ぐらいの人、というように言えるかもしれません。ただ、ここで注意すべき点は、このことは、利己的な人が利他的な人に比べて能力が劣っている、何かが欠けている、ということをただちに意味するのではないし、またその逆でもない、ということです。

それぞれの人の判断は、その人の価値観を表現しているのであって、それぞれが尊重されるべきであり、冒頭で述べたように、パソコンの性能の優劣を比較するのとは異なるわけです。

価値観にはさまざまな軸がある。たとえば、「勇敢」であることを優れているとするのか逆に「慎重」であるのを優れているとするのか、などなど。

　こうしたさまざまな軸のなかで、このターゲット文献では心理学・神経科学で研究が進んでいる「利他性／利己性」の軸を話題にしている。ここで示したような仮想のシナリオは、行動経済学者が好んで用いるため「経済ゲーム」などと呼ばれることもある。実際には、文脈に関する詳細な情報がないと（自分の貯金はいくらであるとか）、答えは決められないのであるが、実験参加者にはそこは目をつぶって、判断をしてもらう。

　人間の脳とのパソコンの違いは、人間の脳が、私たちの行動の目標や価値観を実現する道具であるだけでなく、目標や価値観自体を左右する点にあるということを冒頭から述べてきました。では、実際に、脳が私たちの「思いやりの心」を左右することを示す具体的な証拠があるのでしょうか？　もし、証拠があるというのであれば、脳の中のどこかの場所が、そのような役割を担っていることを示す必要があるでしょう。

　このような観点で注目されているのが腹内側前頭前皮質と呼ばれる脳領域です（図１）。脳の中の特定の場所が、脳の何らかの働きに関連しているかどうかを調べようとする場合、大きくわけて二つの研究方法が存在します。一つ目の方法は、本章の冒頭でも述べたｆＭＲＩなどのように、人が何かの行動をしているときに実際に脳の活動を計測する方法です。そして、もう一つの方法が、交通事故による脳の外傷や脳卒中などの病気によって、脳の特定の場所に傷を負った人たちに協力を求め、その人たちの行動にどのような変化が生じたのかを観察し解析する方法です。

この後者の方法は、脳に損傷を負った人を対象に研究を進めることから「損傷研究」と呼ばれるのですが、カリフォルニア工科大学の研究グループは、その損傷研究の方法を用いて、利他性・利己性と腹内側前頭前の関係を研究し、結果を報告しています。腹内側前頭前皮質に傷を持つ六名の人たち、そして、脳に傷を持たない人たちの協力を得て、それぞれの人たちに独裁者ゲームを行ってもらったのです。

実験方法は、先述した独裁者ゲームと同じ理屈です。参加者たちは、五〇点のポイントを自分とその場には居合わせないもうひとりの参加者の間で分割するように求められました。ゲームのポイントは後でお金に交換されることが告げられました。結果、脳に傷を持たない健康な人たちは、平均すると、五〇点のうち一八点を見ず知らずのもう一人に分け与え、自分は三二点で我慢したのに、腹内側前頭前皮質に傷を負ったひとたちがもう一人に与えたのは、平均するとわずか四・七点だったのです。

この研究結果は、どのように解釈できるのでしょうか?

この結果はすなわち腹内側前頭前皮質が傷を負うと利他的傾向が弱まることを示していますから、腹内側前頭前皮質という脳領域の働きは、私たちの利他的傾向を高める役割を演じているということになります。ではなぜ腹内側前頭前皮質の働きは私たちの利他的傾向を高めるのかという点に

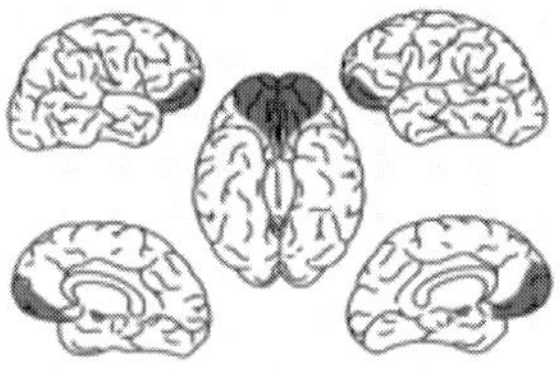

図1　腹内側前頭前皮質

脳の模式図の上に腹内側前頭前皮質の場所をグレイで記しています。中央の図は、脳を下から見上げたところですが、この角度で腹内側前頭前皮質が一番よく見えます。前頭葉の中でも、特に腹側(下側)で内側に位置することからこのような名前で呼ばれています。

ついては、次のような説明が考えられています。腹内側前頭前皮質の重要な働きのひとつに、他人の痛みや苦しみを感じる力との関係が知られています。そこで、他者の苦悩への共感という感情を通じて、腹内側前頭前皮質は、利他的な行動へと人を導いているのではないかという仮説が浮かんでくるのです。私たちは腹内側前頭前皮質の働きによって、他者の痛みや苦しみを知り、そして、単に知るだけではなく実際の行動として、他者の痛みや苦しみを取り除こうとする方向へ行動しているのではないか、という仮説です。

ここで紹介している研究手法は「損傷研究」と呼ばれる。

人の行動特性や心理機能を脳のさまざまな領域と対応づける研究は、一般に「脳マッピング」と呼ばれる。「脳マッピング」には二つの代表的な方法があり、一つ目が、健康な人にさまざまな実験課題をおこなってもらって、そのときの脳の活動を見る方法である（「賦活研究」）。ｆＭＲＩがその代表である。それに対して「損傷研究」では、脳に傷を負った人たちに実験に協力してもらう。そして、脳損傷を持つ人で、失われたり減弱している心理機能は、損傷した脳領域がもともと担っていたのではないかと推測するのである。

脳マッピングの方法論として、賦活研究と損傷研究は裏表の関係にあると一般に考えられている。表の証拠（賦活研究）だけでも証拠としてはたいしたものであるが、損傷研究でさらに裏の証拠を押さえにいくことで、脳領域と心理機能の関係について、私たちの確信は深まるのである。

ただ、裏と表というと対称的・相補的な印象を与えるかもしれないが、概念デバイス〝脳科学大衆化の時代〟との関係でいうと、この両者はかなり異なっている。

たとえば、私たちがたとえば寄付行動をするときに、腹内側前頭前皮質が賦活されたとする。そのとき、私たちが感じるのは『へぇー、その場所が働くんだー』という軽い感想である。つまり〝脳科学大衆化の時代：ヴァーチャル編〟である。ところが、損傷研究の方は、たとえば、腹内側前頭前皮質が破壊された人が、すっかり人柄が変わってしまい、それまでおこなっていた慈善行動をまったくおこなわなくなってしまう、といったことが起こる。『えー！　本当にそんなことになるのー！』といった重い感想を私たちは抱く。〝脳科学大衆化の時代：リアル編〟である。つまり、私たちの直感に与えるインパクトが、後者のほうがより強烈なのである。

精神医学の病気の中にサイコパスと呼ばれる状態が知られています。日本語では精神病質という訳語になります。ただ、精神病という言葉は精神医学では、統合失調症などいくつかの限られた病気のことを指しているのですが、統合失調症とサイコパスとの間には何の関係もありません。「精神病質」と「精神病」の言葉が似ているため、サイコパスについて書かれた書物を読んで、それが統合失調症などのことを指していると誤解している人たちも時に見られます。そこでここでは、サイコパスという英語の用語のままで話を進めることにします。

サイコパスとは、さまざまな精神科の病気の中でも、性格・パーソナリティの障害の一種と考えられています。性格やパーソナリティの障害と考えられている理由は、数か月病的な状態が続いても健康な状態に回復することが多いうつ病のような病気とは違って、サイコパスで見られる特徴は、その人が持ち合わせた行動や思考のパターンで、簡単に変わることはないからです。

若いころから窃盗、暴力、虚言癖など、社会的ルールを逸脱した行動を繰り返すことがサイコパスの特徴です。とはいえ、社会的ルール違反という行動だけで、サイコパスという診断に該当するわけ

ではありません。貧富の差の激しい国のスラム街に生まれ、自分や家族が生き延びていくためにそういう行動を繰り返す子供たちがサイコパスかというともちろんそうではありません。サイコパスという精神障害の際立った特徴は、そうした行動に対する反省や後悔の感情の欠如、そして何よりも、自分の行動によって苦しみを受けることになる人たちへの「思いやり」の心の欠如です。こういった人たちは繰り返す犯罪行為のために、逮捕・留置歴がある場合もありますが、知的に行動するために、密かに犯罪行為を重ねていることもあります。一見、会社や組織に貢献しているようにみえながら、実はそれは一時的な抜け目のない行動であって、最終的にはその組織や会社に大きな損失を与えるようなタイプの人もいるのです。[2]

話の本論からは完全に脱線するが、サイコパスという病名が登場したところで、以下、精神医学において重要なテーマ〝病名とは何か〟という点について少し考察してみたい。

病気の定義は「診断基準」あるいは「疾病概念」であり、これらの定義に合致するかどうかで、専門家は、ある人にある病気があるとかないとか言う。では、「診断基準」や「疾病概念」との対比において〝病名〟とはいったい何なのだろうか。

※

もっとも合理的な考え方は、①病名とは単なるタグ、コードである、という考え方である。つまり、病名は、「RX0006」などといったコードと同じことで、それ自体には意味はないが、対応表によって「意味のある」診断基準や疾病概念と対応している、という考え方である。

しかしながら、現実の病名は――たとえば「うつ病」や「糖尿病」でもなんでもよいが――その病気の特徴を匂わせるような名前となっている。すなわち、病名とは何かについての第二の答え

るうちに、今の吉野のことを「吉野」と呼ぶようになった。[†1] この説の真偽はともかく、「吉野」という地名はそれがもともと含んでいた意味内容(どこそこの「野」)ということを離れて、現在の吉野という土地を指す「コード」「タグ」としてしっかり機能しているという点に着目したい。病名についても、「コード(タグ)」としての機能(こちらのほうが大事)と、対象の意味内容のおおよその「サマリー」としての機能(こちらは付加的な機能)の両方があり、偏見や誤解は後者から生じることも多いことを認識しておくことは有用であろう。

は、②病名とは診断基準の極限まで短縮化されたサマリーである、ということになる。つまり病名は、①（タグ）と②（サマリー）という、時に相矛盾する二つの使命を持つことになる。

病名を使うわれわれが注意しておくべきことは、あくまで〝病名とは何か?〟といえば、それは①（タグ）である、ということである。間違って①（タグ）より②（サマリー）に重きをおくようなことがあると、誤診・偏見などなど、医学におけるあらゆる弊害のもとになる。トレーニングを受けた専門医は、①（タグ）と②（サマリー）の優先順位を誤ることはないだろうが、もしそれを誤って『「自閉症」とは自閉的な人のことでしょう?』『「精神病質」とは精神病的な人のことでしょう?』『「統合失調症」とは心の統合が失調状態にある人でしょう?』とかいったことを、診断基準も確認せずに語る人が今後増えるようになるのであれば、いっそのこと②（サマリー）の機能は放棄して、病名を無機質な「コード」で表すようにしたほうがまし、ということになる。

脱線はここで終了。以下、本論に戻る。

サイコパスという病気の示すこのような特徴と、先に紹介した腹内側前頭前皮質の損傷例での研究結果を併せて考えることで、勘のよい読者の方であれば、次のような仮説を思いつかれることでしょう。

「腹内側前頭前皮質の働きは、他者の苦しみへの共感性、思いやりの心を生み出し、そのことを通じて、私たちの利他的行動を引き起こす。逆に、腹内側前頭前皮質が損傷されると、思いやりの心が失われ利他行動が損なわれる。そして人はサイコパスの状態に陥る。逆にサイコパスの状態の人の脳を調べてみれば、腹内側前頭前皮質に異常がみつかるはずである」。

実際、このような仮説の傍証となる症例報告も存在するのです。有名なのは、生後一五ヶ月時に交

がいデバ 08

病名　「病名とは何か?」ということは、誰もが知っているように見えて、深く考えてみると案外難しい。この問いは、「そもそも名前とは何か?」という問題とも深く関係してくる。桜の名所の「吉野」が「山」なのになぜ「野」と呼ばれるのか、という謎がある。有力な説として以下のようなものがある。もともとの吉野は、今の吉野の麓のほうにあった別の土地（それは「野」というにふさわしい場所であった）を指していた。その名前が現在の山上の土地も含んで使われるようになったが、そのうち山上のほうが重要な場所となり、そうこうす

通事故の外傷で腹内側前頭前皮質に傷を負った二〇歳の女性、生後三ヶ月時に脳腫瘍摘出術を受けた後に右前頭葉（腹内側前頭前皮質を含む）に傷を残した三〇歳男性についての症例報告です。[3] これら二名には共通して、暴力、虚言癖などの著明な社会的逸脱行動がみられ、さらにはサイコパスの特徴である罪悪感の欠如、他者に共感する心の欠如が見られたのです。

このような例からも、思いやりの心や利他性、といった私たちの価値観の根幹にかかわる部分が、特定の脳領域の働きによって制御されていることがわかるのです。[*]

サイコパスという病名は、日本ではこれまであまり注目されることがなかったかもしれませんが、米国では連続殺人事件の加害者の診断名として、しばしば報道でも取り上げられています。このような人たちに対して感じる私たちの不快感や恐怖感は、もちろん彼らが実際に行った行動にも原因はあるでしょうが、それにも増して、私たちの不快感や恐怖感は、自分自身の価値観と彼らの価値観との間の大きなギャップに由来するのではないでしょうか。

ただ、独裁者ゲームの紹介をした時、私は、このゲームで一万円を独り占めにするような人つまり利己的な人が、利他的な人に比べて能力が劣っている、何かが欠けている、ということをただちに意味するのではない、ということを述べてきました。つまり利己性・利他性のようなことがらは、人それぞれで個人差があるが、それぞれの考えが尊重されるべきであるとたしかに述べたのです。その一方で、私は、サイコパスという状態を、利他性の欠如としての病であると述べ、その状態を「病気」とみなす立場をとっているのです。そのことは矛盾ではないでしょうか。

その通りで、ここで私は矛盾に陥っているのですが、実はこの矛盾こそが「そもそも病気とは何なのだろうか」という重大な問題について私たちに考えるきっかけを与えてくれているように思えます。

「糖尿病によって、インシュリンを分泌する細胞の機能・働きが低下している。可能な治療を探さなければならない。」

この文章に皆さんは違和感を持たれるでしょうか。おそらくそんなことはないでしょう。では、次の文章はどうでしょうか。

「サイコパスと呼ばれる精神疾患によって、人間の利他性・愛他性を促進する脳領域の機能・働きが低下し、利己的・自己中心的になっている。可能な治療を探さなければならない。」

糖尿病の例の場合と言い回しは似ているけれども、後者の言い回しは私たちの頭にしっくりくるでしょうか？　多くの医師にも、あるいは医療関係者でない皆さんにも、後者の言い回しは、何かしっくりこない違和感が残るのではないかと私は想像しています。

※

そもそも、サイコパスと診断される人たちは、自らの利他性の欠損について、それを脳機能の低下として意識しておらず、むしろ自ら進んで積極的に、利己的な目標を追求して行動しているのです。そのような場合、利己的な人生観というその人の持つ価値観自体に対して、外部から健康か病気かという価値判断を下すことに、私たちは違和感を覚えるのではないでしょうか。もちろん、そのような人たちが起こした事件が殺人事件であれば、そのことを私たちは許しがたいことである、と判断するでしょう。しかし、ここでの問題は、その行為についてではなく、その人たちが持つ価値観自体を不健康な状態とみなすかどうかという点にあります。

普段、私たちは、病気とは一体何なのか、健康とは一体何なのか、といったようなテーマについて深く考えることなどありません。しかし、サイコパスという人間の価値観そのものに関わる病のことを考えるとき、私たちは、このようなテーマについて考えざるをえなくなってくるのです。

使いデバ 09

精神疾患 vs 身体疾患　「精神疾患とは何か？」を考えるときに結構有用なのが、このデバイスである。本書の序でも、眼科学との対比というかたちでこのデバイスを使った。

注意すべきは、最初から精神疾患と身体疾患のあいだには根本的な違いがあると決めつけてしまわないことである（「精神医学ナショナリズム」は避ける）。また、最初から両者は根本的に同じであるとも決めつけないことである（「精神医学の医学化」を金科玉条としない）。そうではなくて、こうしたデバイスを用いて「いったん精神疾患と身体疾患を分けておいてうえで、共通点と相違点をひとつずつ明らかにしていく」態度がお勧めである。

健康と不健康の線引きができなければ、そもそも医学は成立しなさそうである。だから、その境界を決めることは簡単そうに思えてしまうが、これが案外難しい。特に難しいのは、他人から見たら偏ってみえる性格や生活習慣を〝病気〟としてよいのか、という「価値観の問題」が絡む場合である。

たとえば、「家庭のことをほとんど顧みず仕事だけが生きがいの人生」や「健康への関心が乏しく、運動不足やジャンクフード・飲酒・喫煙で寿命を縮める人生」は「精神を病んでいる」とみなすべきだろうか？　あるいは、そういう人生、そういう生き方、ライフスタイルとみなすべきだろうか？

※

精神医学の診断基準の代表であるＤＳＭ診断基準が二〇一三年に改訂されＤＳＭ-５が出版されたが、そのときに新たに病名として登録されることになったものとして「ためこみ症」がある。要するに、ものが整理できず捨てられず家がごみ屋敷状態になってしまう状態のことである。結局、ＤＳＭ-５ではこの状態は〝病気〟として登録されることになったのであるが、この状態を「病気とみなすべきでない」という説得力のある論拠もある。「ためこみ症」は、多くの人からみるとよくない（だらしない？）と感じられる、「単なる生活態度、生活習慣」であり、〝病気〟と呼ぶのは見当はずれではないか、という意見である。

まもなく改訂版が出されるＷＨＯの国際疾病分類（最新版はＩＣＤ-11と呼ばれる）では、ゲーム障害（ゲーム依存症のこと）が精神疾患に含まれることになる見込みであるが、やはり同様の賛否両論がある。

「ためこみ症」や「ゲーム依存症」を病気であると認めてしまうことによって、次は、「朝、歯磨きがどうしてもできない病」「体重が増えてきても運動をしようという決心がどうしてもできない病」など、次々に新病名が登場する道が開けてしまうかもしれないのである。

がいデバ 10

健康／病気　健康と不健康の線引きの難しさを、単に連続体における線引きの難しさ（カテゴリーvsディメンジョン問題）とみなして、軽く見積もっている人たちもいる。中間的な状態やグレイゾーンがあるから、健康か病気かの判定は簡単にはいかない、という考え方である。連続しているから線引きが難しいというだけのことなら、適当にカットオフ値を定めたらよいのでは、という「技術的問題」に落とし込むことができる。しかし、健康／病気の線引きの本当の難しさは、他人から見たら偏ってみえる性格や生活習慣を“病気”としてよいのか、という「価値観の問題」「概念的問題」にこそ含まれる。

バランスをとるために付記しておくと、健康／病気の線引きの難しさは、常に病気を増やす方向へと作用するわけではない。病気を増やす方向への（悪意ある？　私欲に根差した？）意図は「疾病喧伝」と呼ばれているが、線引きの変更の意図は、病気を減らす方向へ作用することもある。たとえば「いまのようなうつ状態に至ったのは、あなたの生活態度の問題なのだよ」といった、いわゆる「精神論」である。

さらに、もうひとつ付記しておきたいことは、健康／病気の線引き問題を単なるグレイゾーンの曖昧さの問題と考えている人がいるが、それは問題を矮小化しすぎているということである。自然界の事物・現象は多くの場合連続的であり、明確な切れ目がないことが多く、そのことが健康／病気の境界を曖昧にすることはたしかにそうである（「ちょっと風邪気味」とか）。しかし、健康／病気の境界問題においては、そもそもどういった状態を健康／病気と考えるのかという価値観の問題こそが重要であることが、この矮小化された問題意識によって隠されてしまってはならないだろう。※

健康／病気についての一般論に話を展開・脱線させたが、ここでもう一度、利己性／利他性とサイコパスの話に戻る。

本章では、脳とは単なる道具ではなく、そのような脳を使うのも「脳」である、という話からスタートしました。そして、道具を使う側としての「脳」の価値観は、それぞれ様々であるという話を、独裁者ゲームを例にあげて進めてきました。つまり、利他的な「脳」もあれば、利己的な「脳」もあるのです。そして、「脳」がその中に思いやりの心を持っていることを示す具体的な証拠として、腹内

側前頭前皮質に損傷を持つ人たちで利他性が弱まっているという証拠を示してきました。これらの話をもとに、サイコパスという精神科の病気について、それは「脳」の価値観がある方向へと偏った病気ではないか、ということを暗示してきました。最後に、サイコパスのような価値観の病については、私たちは、それを健康な状態の欠損として定義することを躊躇するということについて述べてきました。価値観は人それぞれでよいはずだからです。

〝価値観〟といえば、「人間の主体的選択」などといった言葉が似つかわしく思えそうなのに、それは脳という臓器によって決まる。つまり脳という臓器の機能なのである。

第1章で、脳トレ問題に対する〝筋金入りの唯物論〟的解決という選択肢を提示したが、ターゲット文献で紹介したような「損傷研究」などからは、この見方が非常にフィットしそうな気になってくる。つまり、インシュリン分泌という膵臓の機能、あるいは脳機能のなかでも視空間認知機能や記憶機能のようなもっと「機能らしい機能」と同様に、利己性／利他性という軸でみた〝価値観〟も機能であり、「脳（あるいは他の臓器も含めた身体全体）は、使用者・非使用者の区別なく、それぞれが黙々とその任務を果たしている」という世界観（言い回し）が適切に思えてくるのである。

ところが、その一方で、私たちの素朴な直感は、このような唯物論的な世界観（言い回し）に違和感を覚えるのである。その違和感が、「糖尿病」とのアナロジーで「サイコパス」を理解することへの躊躇となるのである。

こうした躊躇・違和感を、古臭く愚かであると否定するのではなく、むしろ残していく道はないのか、という観点で、ターゲット文献は話を進めていく。

にそのような問いは重要な場合もあるのだけれども、健康／病気の区別のように、もっと広汎で重要な問題を、私たちはしばしば「カテゴリーvsディメンジョン」問題に矮小化して、そのレベルでの議論で満足してしまっていることがある。そのことに警鐘を鳴らす意味で、当欄のタイトルの最後に（の誇張）と付記した。少し意味合いが違うが「カテゴリーvsスペクトラム」問題（の誇張）も、同類の概念デバイスである。

サイコパスのような状態を病気と考えることへの躊躇は、対象となっている人に病気であるというレッテルを貼ることで差別をしたくない、という動機にのみ由来するわけではありません。病気であるという理由によってその人が起こした行為が完全にはその人の責任ではなかったと考えるべきかどうか、という点においても、私たちはサイコパスのような病態を、病気であるとみなすことへの躊躇を覚えるのです。

たとえば認知症の人が、記憶違いによって家宅侵入をしたとしても、多くの人はその行為を、健康であれば本来備わっているはずの判断力の欠損であるとして、行った行為は完全には本人の責任ではないと考えるでしょう。しかしサイコパスの人が、他者を思いやる力の欠如から、窃盗・傷害などを起こしたとしたら、私たちはその行為を、健康であれば本来備わっているはずの利他性の欠損であるとして、行った行為は本人の責任ではないと考えるでしょうか。私が予想するところ、現代人の多くは、後者については、そうは考えないのではと思います。

同じ脳機能でも、私たちは「記憶」に関しては、それは〈私〉が使用・利用する機能・道具と言う観点に違和感がない。それゆえ、その機能・道具が、〈本人〉によってはどうしようもない理由（すなわち〝病気〟）によって損なわれた場合には、その結果生じる事態に対して、それは〈その人〉の責任ではなく〝病気〟のせいである、という直感を持ちやすいのである。ところが「価値観」の場合には、それをある個人が使用する機能・道具とみなす観点そのものに違和感を持つ（つまり、「価値観」は「記憶」よりもその〈本人〉と一体・不可分である、といった直感を持つ）。そのため、「価値観」の変化の結果は、〈その人〉自体の責任である、という直感に到達してしまうのである。

※

ガイデバ 11

カテゴリーvsディメンジョン問題（の誇張）　自然界の多くのものや事象は、断続的ではなく連続的である。精神医学の例で言うと、たとえば「双極性障害と統合失調症の間には明瞭な境界があるのか？　あるいは中間型やグレイゾーンがあって、その境界ははっきりしないのか？」といった問題は、長年研究者や臨床家の頭を悩ませてきた。最近では、統合失調症と自閉スペクトラム症の間の境界が争点になることも多い。たしかでは、このような私たちが持つ直観は、価値観を決める脳の仕組みが脳科学の成果によってわかってきたことで、影響を受けるでしょうか。

ここは意見の分かれるところではないかと思います。たとえば、自らに責任のない交通事故で腹内側前頭前皮質に脳損傷を受けた人が、それまでは思いやりの心に満ちていた人だったのが一転して、身勝手な行動が目立つようになり、とうとう暴力事件を起こしてしまった、という場合はどうでしょうか。このような場合でも、起こしたことへの責任は100%本人にある、という意見もあれば、一定程度は、その責任は本人以外にある、という意見に分かれることでしょう。

では、交通外傷による脳損傷のように脳の障害がはっきりしている場合でなく、原因のはっきりしない場合はどうでしょうか。実際、サイコパスと診断される人たちのほとんどでは、脳に明確な原因を特定することはできません。しかし、本章で紹介した、腹内側前頭前皮質損傷例での独裁者ゲームの研究結果などから敷衍して考えれば、現時点の脳科学の技術では脳の傷を示すことはできないけれども将来技術が進歩すれば人の利己性・利他性と関わるような証拠が見えるようになるはずだ、という予想もそれほど突拍子もない話でもないでしょう。皆さん自身に独裁者ゲームを体験いただいて感じていただけたと思いますが、人の利他性は人それぞれで大きなばらつきがあります。こういったすべての人がさまざまな割合で持ち合わせている利己性・利他性も、本人の脳の状態と関係しているということもわかってくるかもしれません。だとすれば、サイコパスなどの病名には該当しない場合であっても、ある人が利己心から起こした行為は、「脳」の責任であって本人の責任ではない、という理屈が通ることになるでしょうか？　おそらく多くの人はそのような直観は持たないでしょうが、このあたりまでくると、ではなぜそうなのか、ということを説明するのがたやすいことではなくなってくるのです。

このように、本章のタイトルである脳と思いやりとの関係は、責任能力とはなにか、という問題や、

がいデパ 12

責任　本章で述べてきたように、「責任」という概念は、人間とロボットの違いはなんなのか（もっと大きな意味では「人間とは何か？」）という問いを考えるうえで重要な概念デバイスである。ただ、もう少し具体的な精神医学の論点としては、「責任能力の有無」という文脈で「責任」は登場してくることが多い。殺人事件などの重大な事件の加害者が、精神科医の精神鑑定を参考に、責任能力のありなしが判定され、そのことによって、科せられる刑が変わってくることに、「腑に落ちない」という感想をもつ精神医学の非専門家も多いだろう。一方で、精神医学の専門家は、「ある疾患や病態では、責任能力がない、と判定され、別の疾患や病態では、責任能力がある、と判定される」ことに対して、一般からの説明を求められ、答えに窮した経験もあるだろう。

自由意志とはなにかという問題にまで関係してくるテーマで、それは単に脳科学者にとってだけでなく、一般の皆さんにとっても非常に重大なテーマであることがわかっていただけるかと思います。

　この問題は、結論が出せる問いでもなければ、また、出さねばならない問いでもないでしょうけれども、私自身は、この問題に対して二つの考えを持っています。


　さて、ターゲット文献の主要な論点はここでいったん終了である。

　すなわち、利己性／利他性という「価値観」は、最近の脳科学の知見からはほとんど機能であるかのように扱えそうにも思えてくる。しかし他方では、私たちの直感は別のところにある。「価値観」のような概念を機能であると〝筋金入りの唯物論〟的にあっさりと言い切ってしまうと、私たちの直感に逆らうことになる。そして、私たちが直面するこの葛藤が、サイコパスのような状態を〝病気〟と考えるかどうか、またその状態から派生した事態に対して、〈本人〉に責任があるとみなすかどうか、ということに大きく影響する。

　以上が、ターゲット文献のここまでの部分での筆者の見解のまとめである。

「では、このような事態を踏まえ、精神医学の専門家ができることは何か？」ということが、このターゲット文献の最後に掲げる以下の二つの提言となる。


　一つは、このような問題を考えるときには、脳や心についての伝統的な用語の使い方をすることが大切だという考えです。実は、この節の中でここまで括弧つきで「脳」と表示した部分は、あえて間違った語の使用法を行ってみました。脳の価値観、とか、利他的な脳とか、脳の責任、という誤った語の使い方を、レトリックとして用いるのはよいとしても、概念についての慎重な議論をするときには、用語を慎重に用いることが非常に大切であろうと、私は考えています。価値観や責任を持つのは脳ではなく人間であり、脳が利他的であったり利己的であったりすることなどは決してなく、利他的であるのも利己的であるのも人間です。このことで、議論の混乱が多少は解消されるでしょう。

一つ目の提言を、本書を通じて私が用いている用語で言い換えると、「価値観や責任といったことを話題にするときには、〝パーソナルな語り口〟と〝サブパーソナルな語り口〟を慎重に使い分けるのがよいでしょう」ということになる。

「利己性／利他性に大きく影響する脳領域」についての知見を目の当たりにすると、〝筋金入りの唯物論〟ですべて押し通せるのではないか、という気にもなってくる。しかしそれでは私たちの直感に合わない。ここで私たちを誘惑するのが〝腰の引けた唯物論〟的解決、すなわち、使う側の脳と使われる側の脳を区別する解決である。この解決の場合、「脳の中の高次の部分が脳の中の低次の部分を道具として使用している。だからその結果生じた事態に対して責任を持つのは、その『高次の部分』である」という言い回しである。

第1章で簡単に述べたように、この解決は「ホムンクルス問題」に陥るので誤っている、と即却下したくなる。しかしながら、このことをもう少し正確に論証するには少し議論が必要であるので、以下で述べてみたい。

〝腰の引けた唯物論〟的解決は、それ自体で即却下とまではいかないが、「腰が引けている」だけに、どこかでは勇敢なところも見せてもらわないと、辻褄があわなくなる、というのが筆者の考えである。

たとえば、何らかの神経科学的知見をもとに、前頭前皮質が「脳活動のすべてを統括する最高次の領域」だという考えに到達したとする。そこまではよいとしよう。「すべてを統括する」などというたいそうなことをしているというからには、当然、私たちは前頭前皮質の内部構造（内部配線）は相当複雑なものだと考えたくなる（実際、複雑である）。そこまでもよい。

では、前頭前皮質というこの複雑な脳領域をさらに下位分割し、指揮系統の上位に位置して前頭前皮質全体の働きを統括している領域と、どちらかといえば指揮系統の階層の下のほうにあり、上位の神経細胞の指示どおりに黙々とその任を果たしている領域を分ける、という発想に至ったとしたらどうだろうか？　たとえばブロードマン10野こそが階層の頂点であるという発想に至ったとしよう。実はそこまでも、論理的には間違いではない（現実の神経の配線はそうはなっていないかもしれないが）。そうだとすると「本当に全体を統括し、その人の行動に責任を持つのは、前頭葉内のブロードマン10野という小さな脳領域だ」というのも、それでもまだよい。

しかし、この論理を延々と繰り返し、責任ある脳領域を際限なく小さくしていくことだけは許されないのである。なぜなら、それこそがすでに述べた「ホムンクルス問題」という矛盾だからである。※

つまり、〝腰の引けた唯物論〟的解決を採用する場合には、どこかで勇敢なところをみせて、責任を有するのは「前頭葉のどこどこに位置する2.8ccの体積をもつ、この小さな脳領域「全体」である」と言い切る覚悟がいるのである。

では、筆者自身はどういう考えを持っているかというと、このような〝腰の引けた唯物論〟的解

救いデバ 13

ネットワーク（偽装されたホムンクルス）　ホムンクルス問題に対して、それは脳を「局在論的」にみるから生じてくる疑似問題であって、脳を「ネットワーク的」に考えれば解決するのではないかという楽観的な発想を持っている人もいるかもしれないが、そんなうまい話はない。それは、ホムンクルスを脳全体の空間に広げて（結構大きいのでホムンクルスではなくなる。脳全体に広がった「ホムンクルス」は肉を剥いだ骨格のようなものなので「スケルトン（骸骨）」とでも呼んでおくのがよいかもしれない。ある特定の「ネットワーク」こそが「使用する側」の脳であるという考えは「偽装されたホムンクルス」である。

決には反対である。そう考える第一の理由は、脳の具体的な部分領域に「責任」を押しつけるだけの証拠を持ち合わせていないという点にある。

第3章で述べるように、筆者は、脳の構築自体がそうした階層構造をとっていなさそうだと考えている。そして、人間の脳がどのように進化してきたかを考えても、（全能の神が脳を設計したわけではないのだから）そのような階層構造が設計されている可能性は低いと考えている。つまり、唯物論に留まる場合には、筆者にとっては〝腰の引けた唯物論〟的解決はありえず、〝筋金入りの唯物論〟的解決でなければならないのである。

しかし、〝筋金入りの唯物論〟的解決の問題は、「サイコパスの診断をもつ人がおこなった反社会的行動の責任」について、私たちはそれを問う相手を失ってしまう、という点にあった。そこで筆者が登場させたいのが、第三の解決、すなわち〝パーソナル／サブパーソナル二視点論〟ということになるのである。

さて、二つ目の提言に話を進める。

もう一つの私の考えは、どのような人がどのような行為をした場合に自己責任があり、どのような場合にはそうではないのか、といった問題への答えは、脳科学が進歩すれば解決するような性質の問題ではなく、社会の構成員である私たちが覚悟を決めて、私たちの価値観で決めていかざるをえないことである、ということです。利己的な信念や行動、利他的な思いやりの精神に対応するような脳の状態は、今後さらに明らかになっていくかもしれませんが、そのような科学的成果が、私たちに代わって、ある人の利己心・利他心をよいとか悪いとか決めてくれることなどありえないのです。答えの

ないところで価値判断しなければならない、ということの重荷から、脳科学が私を解き放ってくれることなどないのです。

ここで私が悩んでいるようなことは、価値観にかかわる脳科学の証拠が増すことで解決・解消されるのではないか、という意見があるかもしれない。しかし、具体的にどの程度の証拠であれば、私たちは、「価値観」を〈その人〉と不可分なものから〈その人〉の機能や道具という見方へと、考え方の転換を起こすことになるのだろうか。

ＭＲＩではっきりわかるほどの前頭葉の直径５㎝ほどの傷があって初めてそう考えるのか？　脳波で測定できる微妙な変化が示されればそう考えるのに十分なのか？　あるいは、そもそも人間の心の働きはすべて究極的な意味では脳に依存していることは間違いないので、具体的な証拠は何もなくても十分なのか？　このようなことを考えていくと、私たちが自分の「価値観」を脳に備わった機能・道具とみなすかどうかは、脳科学の証拠からだけで決定的な答えがでるわけではなさそうだ、と（少なくとも筆者には）思えてくるのである。

この問題は、「事実に関する発見（何が真理であるか、be）が、何を為すべきか（should）の答えとはならない」という一般論とも関係している。もっとも、beがshouldをアシストしてくれることはある。たとえば、猫の耳を力まかせに引っ張っている子どもをみて、最初She should not...! と感じたが、しかし、その猫に見えたものが実は精巧にできたロボットであるという事実がわかったとき、最初のshould notを撤回する場合のように。

それゆえ、上述のターゲット文献の最後の文は、「答えのないところで価値判断しなければならない、という この重荷から、脳科学が私を『すっきりと』解き放ってくれることなどないのです」というのが正確なところであろう。

ずいぶん大きな話になってしまいましたが、表題のテーマの面白さは、どのような実験課題に対して脳のどの場所が活動したとかしなかったといった細かな話よりも、私たちが人間や世界に対して向ける基本的な考え方が揺さぶられるところにあるので、本章ではそのような観点からの話を私なりに展開してみました。

さて、皆さんの「基本的な考え方は揺さぶられ」ただろうか。本書では単に「揺さぶる」だけでなく、この揺さぶりに対する一定の答えを用意してみようと思う。

そこで、第1章で簡単に述べるにとどまっていた「第三の解決」について、なぜその立場が、特に精神医学において、有用であるのかを、若干しつこいかもしれないが言葉を変えてもう一度考えることで、この章を締めくくりたい。

第1章で提起したもともとの疑問を再度確認してみよう。それは、「脳が脳を鍛える」（脳トレ）という一見奇妙な主張にどのような解決法があるのか、ということであった。

「第一の解決」は、鍛える側も鍛えられる側のすべて脳の現象と考え、主体と客体の区別をなくしてしまう方法である（〝筋金入りの唯物論〟）。この解決は可能であり、かつシンプルで美しい。ただし、この解決は、私たちの直感に大きく逆らうだけでなく、「責任」や「人生観」といった概念を扱う精神医学の文脈においてはフォーカスが狭く不便である。

「第二の解決」は、脳を高次の部分と低次の部分に分ける方法である（〝腰の引けた唯物論〟）。しかし、これは論理破綻に陥る可能性が高い（ホムンクルス問題）。

これらに対して「第三の解決」は、使用する側（鍛える側）＝人（パーソナル）、使用される側（鍛えられる側）＝脳（サブパーソナル）という区分を設ける方法である。

全体としての〝人〟が、部分としての〝脳〟を使用する、ということである。一見すると第二の解決と大きな違いがないようにも見えてしまうが、そうではない。第二の解決の場合には、「使う側」の高次の脳を定義しても、では今度は「それを指令するのは誰？」という問いが新たに発せられることで、無限後退が生じてしまった。しかし、第三の解決では、全体としての〝人〟が終着点であり、それ以上の説明は求められないのである。

この第三の解決は、一方では責任を持ち価値観を持つ〝人〟、他方では自然法則に従って黙々と動く〝脳〟という、性質の異なる二つのものを持ち出しているという意味で、露骨な二元論である。したがって、第一の解決を好む唯物論者からすれば、当然のことながら釈然としないものであろう。しかし、そもそも第一の解決の問題は、それが日常言語のあり方と異なり過ぎて不便に過ぎるという点にあった。基礎神経科学においては「第一の解決」でよいとしても、記憶や感情だけでなく価値や責任などを扱う精神医学においては、日常言語のあり方を維持しながらも、論理的破綻を回避するという意味で、この「第三の解決」がもっとも実用的だというのが、筆者の見解である。

そのために重要となるのが、概念デバイス〝パーソナル／サブパーソナルな記述〟である。

パーソナルとは「その人間全体」である。一方でサブパーソナルとは「その人間の部分／パーツ」である。「パーソナルな人間全体」が「人間の部分／パーツ」の使用者である。ちなみに、「全体による部分の使用」についての語り（上から下の）自体（「私はここ一週間自分の筋肉をこき使っている」）も「パーソナルな水準での語り」である。[†2]

ただしパーソナルは独裁者ではない。サブパーソナルな水準の現象はパーソナルな水準の現象を大きく制約する（脳損傷による人生観そのものの変化）。つまり、パーソナルがサブパーソナルを使用することに加えて、サブパーソナルはパーソナルを制約するのである。本章の例で言えば、利己性／利他性と関わる「脳領域の機能」（サブパーソナル）の変化が、その人の利他心・利己心という価値観（パーソナル）に対してさまざまな程度でその制約条件となる、ということである。

こうした相互依存関係があるにもかかわらず、それでもなお、現象をパーソナルな水準／サブパーソナルな水準で記述するときに、その両者を混同してはならない。つまり、「〝脳〟は人生観を持たず、人生観を持つのは〝人〟である」と言うべきである、なぜなら、少なくとも精神医学においては、それが概念上の混乱をできる限り回避する最良の方法であるから。

価値観のパラメータを規定する脳領域は存在するし、その領域の損傷によって無責任な行動が生じてしまうような脳領域も存在する。こうしたことがらすべてをサブパーソナルなレベルのみで語り尽くすこともできる。

しかし、私たちが社会において責任を問うのは、ある人の脳領域ではなく「人間」というそれ以上分解できない単位であり、私たちがその生き方に共感するのも、ある人の脳のパーツではなく、その「人間」そのものであり、また、私たちが人生という旅路をともに歩む相手も、「脳」ではなく「人間」である。こうしたことがらを語るうえで〝筋金入りの唯物論〟は、無力とまでは言わないが少なくとも相当に不便なのであり、それゆえ、筆者としては、〝パーソナル／サブパーソナル二視点論〟を推奨するわけである。

実はこの〝パーソナル／サブパーソナル二視点論〟も、〝筋金入りの唯物論〟とそのストイシズム（つまり「筋金入り」の度合い）において似たところがあり（一方で〝腰の引けた唯物論〟とは似ておらず）、これで押し通すのは、言葉に対するかなりの注意深さが必要である。うっかりすると、サブパーソナル・モードで語るのが適切なときなのにパーソナル・モードで語ってしまっていたり、その逆をやってしまったりするのである。

私自身、そういうことに慎重であるべき本書のなかでさえ、その過ちを結構犯しているのではないかと思う。すなわち、〝パーソナル／サブパーソナル二視点論〟は私にとっての努力目標というのが正しかろう。※

◆◆◆◆◆　◆◆◆◆◆　◆◆◆◆◆

以下は第２章のまとめである。

1　精神医学における「語り」の方法としては、〝筋金入りの唯物論〟か〝パーソナル／サブパーソナル二視点論〟のいずれかが正しい。〝腰の引けた唯物論〟は、一般向けにわかりやすい脳科学の解説をするときなどの比喩表現としては許される。

2　精神医学という文脈においては、〝筋金入りの唯物論〟だけではフォーカスが狭すぎて不便であり、〝パーソナル／サブパーソナル二視点論〟のほうが便利である。

3　サブパーソナルな水準の現象は、パーソナルな水準の現象を大きく制約する（脳損傷による人生

がいデバ14

パーソナル／サブパーソナルな記述　「わたしが○○ということを思い出した」がパーソナルな記述。「わたしの前頭前皮質が、記憶検査の最中に強く賦活した」がサブパーソナルな記述。前者を後者に可能な限り還元するのが神経科学の目標であるが、「記述」「表現」としてこれら二つの記述を別のものとして分けておかないと、「ア・ポステリオリに証明すべきことをア・プリオリに自明なこととして」早とちりしてしまう。現代精神医学における概念上の混乱の半数以上は、ここで生じているようにさえ思える。

観そのものの変化）。

4　〝パーソナル／サブパーソナル二視点論〟の方針を採用するときには、その両者を混同しないように注意深く言葉を用いる（メレオロジカルな誤謬【第5章参照】を避ける。「脳」は人生観を持たない）。

※

がいデバ15

脳とこころ　脳とこころの関係は、心身問題、あるいは心脳問題といわれる哲学の大きな主題である。脳とこころの関係については、唯物論から二元論まで多彩な立場があるが、「脳科学大衆化の時代」である今日でも、意外なことにまだ二元論が反駁されたわけではない。精神医学における概念デバイスとしてみた場合、筆者の見解では、心脳問題についての特定の立場はそれほど有用とは思えない。たとえば、頑固者の霊魂論者や二元論者に対してこぶしで机を叩いて唯物論を主張することは、一般論としての「幽霊は存在しない！」という「掛け声」以上の有用性はない。ハートマークつきで物質世界を超えた「こころ」の存在を主張することも同様である。存在としての「こころ」と「脳」との間の区別や関係を考えるよりも、語りとしての「パーソナル」と「サブパーソナル」との間の区別や関係を考えるほうが「役に立つ」と筆者は考えている。脳／こころの区別はサブパーソナル／パーソナルの区別と同じことのように見えるかもしれないがそうではない。たとえば、ヤスパースが「かのごとき了解」として批判したフロイトの精神分析は、こころについての理論ではあるが、パーソナルな水準での理論ではなくサブパーソナルな水準（こころという装置）での理論である。つまり、精神分析は「了解」でも「かのごとき了解」でもなく、単に「説明」である。

第3章 司令塔のない人間の見取図

第1章と第2章では「ホムンクルスは存在しない」（より正確に言えば「ホムンクルスが存在するという観点をとると、自己矛盾が生じてくる」）ということを述べた（〝腰の引けた唯物論〟）。脳のパーツと概念的区別できるものとして〈自分〉というものをどこかに置こうとするならば、それは、高次の脳領域ではなく、パーソナルな水準という別の水準に置かざるを得ないことを述べた（パーソナル／サブパーソナル二視点論）。

本章では、前章までとは違った方向から、「ホムンクルスは存在しない」という筆者の見解を述べてみたい。すなわち、サブパーソナルな水準でできる限り人間の行動全体を記述するフレームワークを提供し、「サブパーソナルなパーツのあいだには、使用者／被使用者の上下関係や階層関係はない」というイメージを提示したい。

すなわち、「人間の行動全体を見張っている『社長細胞』『主体』『ホムンクルス』は存在せず、進化のなかで獲得してきた多様な〝アプリ〟がせめぎ合い、時にはフリーズする」という著者のサブパーソナル・レベルでの人間観を示す。

✦ターゲット文献

村井俊哉『脳は利他的にふるまいたがる――報酬と行動のナゾを解く脳科学』（PHPエディターズ・グループ、二〇〇九年）の後半部分を抜粋・編集十年ほど前に、一般向けの「脳科学」本を三冊続けて書く機会があった。以下、紹介するのは、その三冊目である。

一冊目の目標は、社会神経科学という当時流行になりつつあった脳科学を精神科医の立場から書く、ということだった。[†1] この延長で「社会行動、社会のなかでの意思決定ということを、脳科学が扱うようになると、脳科学でなにもかも説明できるのでは？」という気分にもなってくる。こうした楽観的気分で二冊目の本を上梓した。[†2] 第２章で述べた利他性／利己性のような人間の価値観でさえ、脳で説明できる、すなわちサブパーソナルなレベルで語れる、というのが二冊目の著作の主張の要点である。

調子に乗って、脳のパーツの風呂敷をとことん広げたのが、三冊目であり、[†3] 特に三冊目の後半部分である。

ところが、著者としては残念なことに、この三冊目の後半部分には、読者の反応がほとんどなかった。「リスク状況での意思決定、利己性／利他性、などが人間の行動を決めている」といった三冊目の前半のあたりは、実験心理学での扱いも容易であり、また脳画像データなどもあるので、皆さんいろいろ反応してくださったのだけれども、実のところ、そのあたりは前置きで、そうしたことをぜんぶひっくり返す続く章に、私としては思い入れがあった。

おそらくではあるが、本が「脳科学」カテゴリーなので、読者の期待と著者の狙いがマッチしていなかったのであろう。著者の狙いとしては、まったく違う発想がぶつかりあうところに面白さを感じていただきたかったのであるが……。

そんな感じで愚痴をいっても仕方がないので、今回は、脳についての最新知識を効率的に頭に詰め込みたい読者ではなく、精神医学の概念的問題について関心のある読者に、以下の文章を改めて読んでいただき、評価いただければ幸いである。

ターゲット文献の一章から七章では、人間の行動は、ネズミの行動などと比べて複雑で、単に目の前の報酬に左右されるだけでなく、目前の報酬と将来の報酬を秤にかけることができること、自分の利益だけでなく他者の利益も考慮に入れることができること、さらには、社会・文化のルールに応じて行動すること、などを述べた。そして、第八章「死を思うこと」（メメント・モリ）に入っていくことになる。

「四十九年《しじゅうくねん》　一睡夢《いっすいのゆめ》　一期栄花《いちごのえいが》　一盃酒《いっぱいのさけ》」――上杉謙信の時世の句とされる。「人間五十年 下天の内をくらぶれば 夢幻の如くなり 一度生を得て 滅せぬもののあるべきか」――こちらは、織田信長が登場するドラマでは欠かせないあまりにも有名なせりふである。

あたり前のことであるが、時世の句などを詠むのは人間だけであり、ほかの動物はそんなことはしない。言語がないからである。ただ、ほかの動物が辞世の句を詠まないのは、単に言語がないからだろうか?

辞世の句を詠む人間と辞世の句を詠まない動物の違い、それはもちろん言語を持っているかどうかという違いもあるが、さらに「長い人生というものを展望して認識する力」の違いがあると思う。ああ、あのころから自分は物心がついて、こういう風に生きてきて、そして間もなくこういう風に死んで行くんだ、ということを想像してみることができる能力である。

人間の行動を報酬・意思決定などのパラメータに落とし込んで、合理的とはいえない行動を説明

していこう、という学問は従来、心理学者が取り組んでいたのであるが、そこに経済学が参入して「行動経済学」と呼ばれるようになった。ついでに脳の様子もみておけばインパクトがあるので、「神経経済学」という学問となり、さらにそれを病的現象に適用したものが、精神医学におけるひとつのトレンドである。

面白い研究分野ではあるが、これを人間の人生、といった大きなスパンの問題に適用しようとすると、私たちに立ちはだかる大きな壁がある。そのひとつが、ターゲット文献の七章で触れた「言語に支配された行動」（イデオロギー信奉など、進化生物学者リチャード・ドーキンスの造語で言えば「ミーム」）であるが（今回は割愛）、もうひとつ大きなものが「死ぬこと」である。

イデオロギー信奉や「死を意識すること」といえば、いかにもパーソナルな響きがあるが、これらをサブパーソナルでどこまでいけるかということに、ターゲット文献では挑戦している。

意識とはなにか、というのは、哲学者の課題だろうが、最近は、脳科学者が好んで取り上げるテーマである。意識とひとことでいってもひとつの概念ではなさそうだ、というのが最近の考え方で、そういう中で、一次意識と延長意識という区別をする人たちがいる。一次意識とは、とりあえず覚醒しており、ボールが飛んできたらよけたり、腹が減っていて食事が目の前にあれば、それを口へ運んだり、といった、とりあえずの生存に適った行動を、その都度その都度とっていくことのできる状態のことだ。それに対して、延長意識には、記憶や言語などもっといろいろな機能が付け加わってくる。もう少し長い目で自分をみることができる意識、つまり自分の過去を振り返ったり遠い未来を思ったりする意識は、延長意識の重要な要素だ。一次意識は動物に共通のものといえそうな感じだが、延長意識はかなり人間らしい能力といえるだろう。そして、自分の死を思う、などという能力は延長意識

あってのことといえるだろう。

「この私自身がこの世から消えてしまった後、この世界はどうなっているのだろう？　そしてこの私自身はそのとき、どうなっているのだろう？」——これはパーソナルな水準での私自身のつぶやきである。

しかし、第2章で「価値観を規定する脳」について論じたように、パーソナルの水準の現象はサブパーソナルな水準の現象によって大きく制約される。それゆえ「自分の死に思いを馳せる（メメント・モリ）」といういかにもパーソナルな現象の背後にあるサブパーソナルな事象・機能の候補として、「延長意識」という概念を提案してみたわけである。

※

「抑うつリアリズム」モデルという考えがある。「うつ病」というのは、現在では精神科の病気の代表と考えられているが、実は、うつの状態の人の方が、現実を正しく捉えていて、そうでない人のほうが、現実を楽観的に捉えすぎて、歪曲してみている、という説である。

この仮説の解釈には注意しておく必要がある。なぜそう考えるのかの議論の詳細は省くが（興味のある方は、「現代精神医学原論」ガミー著、を参照していただきたい）、実際、精神科医の診断で「うつ病」の診断がつく程度の人は、やはり現実の捉え方に歪曲がある、とみるのが妥当であろう。しかし、ある程度以上うつの症状が強い人は別とした場合、抑うつリアリズムという考え方は的をえているところがある。平均的な人は楽観的すぎ、ある程度抑うつ的な人のほうが現実を直視しているのだ。その最大の理由は、結局人は死ぬからである。

賢明な方法は「意識」という概念をデバイスとして採用せずに「延長意識」など、より狭い概念を概念デバイスとして採用する方法である。あるいは、「意識」はさすがに無理なので「意識障害」を概念デバイスとして使ってみる方法もある。

そういう意味では、包括的概念としての「意識」そのものの扱いの難しさは、「記憶」と似たところがある。記憶も下位概念（エピソード記憶、手続き記憶、など）は結構使えるのだけれども「記憶」そのものは扱いにくいのである。

結局、人は死ぬ。しかも、かなり早く死ぬ。二千年ほど生きるわけではない。勉強だ、子育てだ、仕事だ、あれこれの病気の治療だ、といっているうちに、死は確実に近づいている。しかも、長いほうはリミットがあるが（よほど運が良くても百歳そこそこであろう）、短いほうはそうではない。死はこの一年以内にやってくるかもしれない。

このことは、悲観的なメッセージだろうか。私は必ずしもそうとは思わない。しかし、ここで述べたいのは、「人間の行動の記述・予測に『わたしもあなたも百パーセント死ぬ』という要因が入っていないと、そこで記述される人間理解は、もっとも大切な部分を欠いた中途半端な記述になっているのではないか？」ということなのである。つまり、〝抑うつリアリズム〟を持ち合わせていないオプティミスティックな人たちの行動予測には役立つが、そこまでだということである。

※

「死」などというとまた大変なテーマだが、報酬を求める動物である人間が、延長意識を手にして、将来のある時点で確実に到来する死を、報酬計算に含めることができるようになったとき、それは、避けて通れないテーマとなる。そんなことは日々考えていない他の動物であれば、少なくとも生殖により次の世代を残すまでは、遺伝子の命ずるままに黙々と報酬を求めてきただろうに、人間は、「死」を計算に入れることによって、すべての報酬計算が無意味に思えてしまうのである。選択肢は三つ。ひとつめ。死のことは臨終が迫るまではあまり考えないようにして、動物的本能に基づいて、とりあえず報酬系の命ずるままに生きつづけること。ふたつめ。どうせ死ぬのだから、この無意味な人生を適当にさっさと終わらせること。これは抑うつリアリズム的人生観だろうか。みっつめ。どうせ死ぬ

概念デバイス16

意識　精神医学では欠かすことのできない概念であるが、本当に扱いの難しい概念デバイスである（「自己」と同じぐらい）。

意識について何らかの定義を与えようとしてもうまい定義をすることが難しい。概念として漠然としすぎているのである。昔の有名な精神病理学者がそれぞれ意識をどのように定義したのかについての知識を披露することはできても、それはただのうんちく話になる。

のだから、身体がもとめるままに快楽をもとめ人生を楽しむこと。みっつめはヘレニズム哲学のエピキュロスが推奨した生き方だ。

「死」を報酬計算に放り込むと、経済人（ホモ・エコノミクス）としての人間の行動もずいぶんと違った見え方をする。たとえるなら、一年後に財産が没収されることが確定しているときの資産家の経済行動のようなものである。この例の場合でも、やはり三つの可能性があるだろう。一年後のことは考えず蓄財を続ける、どうせ資産が没収されるのだから札束を燃やしてしまう、一年以内に徹底的に散財する。

この本〔ターゲット文献『脳は利他的にふるまいたがる』〕を書いたときには書き忘れたが、これら三つ以外のもうひとつの可能性がある。それは、確定した「死」への不安から逃れるためにむしろ現世的なことにさらに熱心になるという行動パターンである（蓄財、社会貢献など）。この考えは、存在脅威管理理論 *terror management theory* という名称でも知られている。[†4] 以下、ターゲット文献で紹介しているユダヤの言い伝え（神は、死の恐怖を紛らわすために人に「お金」というものを与えた）も、この理論と符合する。

報酬計算を御破算にさせるものは、実はこういう虚無的な「死」のイメージだけではない。死後の世界を考えるあれやこれやの宗教もまた、その影響は大きい。生前の善行の程度によって、将来天国にいけるか地獄にいくかが決まる宗教の場合は、人の行動に大きな影響を与えるだろう。生前の行動に関係なく、確実に極楽浄土に行けるという宗教、生前の行いとは関係なく、死後は確実に地獄の恐怖が待っているという宗教、などなど。いずれであっても、来世にはこの世以上の大変な喜びや苦悩

がいデバ17

メメント・モリ　精神医学では、緩和医療の分野以外ではあまり使われない概念デバイスであるが、もう少し広く利用できる（あるいは利用すべき）概念ではないかと思う。たとえば慢性疾患である統合失調症などでは、病気とは治療によって取り除くもの、という観点だけでなく、病気を持ちつつもどう生きるか、という人生の意味が問題となる【第6章】。人生の意味についていったん考えにいれると、「人生は一回きりであり、有限である（つまり確実に人は死ぬ）」ということは、どう考えても重要なテーマとなる。

が待ち受けているということを唱える宗教は、この世の瑣末な損得を、取るに足らないものとしてしまう。

　十七世紀のフランスの哲学者ブレーズ・パスカルが残した有名な話がある。パスカルは、神を信じることについての期待値計算をしたのだ。彼は、神を信じるか信じないかをひとつの賭けと考えた。神の存在に賭けた場合、その存在確率がいかに小さいものであったとしても、賭けに勝てば、永遠の生命と無限の喜びを手にする。逆に賭けに負けたとしても、失うものは、たかだか有限である。だから、期待値計算からすれば、神の存在に賭けるほうがよいに決まっている。そのようにパスカルは考えた。

　今の姿は仮の姿で、この夢から覚めると本来の姿に戻るのだという宗教も、現世の報酬計算などを取るに足らないものとしてしまう。宗教とは違うが、映画「マトリックス」で描かれた世界観も同様に衝撃的だった。実は現在自分が生きていると思っている世界はマトリックスという仮想世界であって、現実の世界では自分の身体は巨大な機械につながれ苦しみ続けている、それが「マトリックス」が描く世界だった。

　この本〔前掲〕の文脈で考えてみると、宗教というのは、長い時間的文脈で将来を考えることという意味で、「死」を思うことの人間の脳の力と同様の力の反映でもある。また、少し前の「言語の力」について書いた章を思い出していただければ、宗教は、最強のミームであるともいえる。いずれにしても、アル・デンテのパスタかコンビニ弁当かというような人間の瑣末な意思決定を、全体としてひっくり返してしまうような、黒雲のような存在だ。

今日の昼食をどうするかといった些末すぎることは当然として、あえていえばこの世のあらゆる歓び（たとえば職業上の成功）も悲しみ（大切な他者の死去）も、「死」という一大事に比べると、ずいぶんと小さなことである。私自身、すでに取り返しのつかないほどの多くの悪行を重ねてきているが、本当にこんな私でも、阿弥陀様のお迎えはくるのだろうか？　救われると思っていたら地獄に落ちるのではないか？　ということは、私にとってかなり重大なことである。

といった感じでパーソナルなレベルでの感傷にどっぷりと浸りつつ、ターゲット文献で私自身がもっとも思い入れのあった第八章は、まとめへと入っていく。

最後は灰や骨になる、というのは人間に限ったことではなく、すべての動物の必然だが、最後は灰や骨になる、ということをありありと思い浮かべることができるのは、人間だけかもしれない。延長意識という大変な脳の働きを手にした帰結である。

ユダヤ人の古い言い伝えにこんな話があるという――「なぜお金が存在するのか。神様は人間をお造りになったが、下界をみていると、人間は暗く落ち込んでばかりいた。なぜか。来る日も来る日も死ぬことばかり考えていたからだ。見かねた神様は人間にお金を与えた。すると人間たちは、このお金にすっかり夢中になって、死ぬことばかり考えて思い悩むこともなくなった」。

「死を思うこと」は、報酬を求めて精一杯生きる、という人間の動物的な行動原理と競合して、人間の行動に強烈な影響を与える。こういう虚無的な思想と一見逆にみえるが、死後の世界を想定する宗教も、ある意味、人生の報酬計算に与える影響はとてつもなく大きい。将来のすべての報酬が、ご破算となるからである。死後の世界があるという宗教、死後も自分の子孫たちの中に自分は生きる、という宗教というほどでもない漠然とした思い、こういったさまざまな観念（ミーム）も、現世の損得計算をその土台からぐらつかせるほどの力を持ち、社会の中の私たちの行動を強力に左右する大きな立役者といえよう。

さて、この〝メメント・モリ〟についての章で、筆者がおこないたかったことは、〝メメント・モリ〟といういかにも人間そのもの（脳のパーツとかではなく）にかかわるようなことを、もっと「道具」的な私たちの能力とあえて並列に並べてみるという実験である。ターゲット文献から転載（一部修正）した次頁の図を見ていただきたい。

この図で、筆者は確信犯的に、〝メメント・モリ〟のような人間的なものと、「報酬への感受性」のようにすでに脳科学の射程で捉えられている脳の機能とを、あえて同一平面状に並置している。〝メメント・モリ〟を支える諸機能のなかで最重要なものは、おそらくは「延長意識」（あるいはもっと絞り込むとするならば「高度に発達した長期記憶」）である。この機能によって私たちは、何年も前のことを思い出したり、何年も先のことを想像したりできるようになった。しかし、それが行き過ぎて、自分が生まれる前や自分が死んだ後のことまで想像できるようになり、その副産物が宗教、実存哲学、〝メメント・モリ〟である。こういったところが、私の直感である。

〝メメント・モリ〟の基盤にあるのは「高度に発達した長期記憶である」という私の直感の是非はともかく（「言語」のほうがさらに重要だ、と考える人もいるかもしれないが、それもまた筋が通った主張である）、ここでもっとも言いたいのは、〝メメント・モリ〟のようなたいそうなことでさえ、他の道具的機能と並列にできそうだ、ということである。つまり、図のなかのそれぞれの円は、高尚そうにみえるものから低俗にみえるものまで、どれもこれも、私たちが進化のなかで場当たり的にインストールしてきたアプリ、ツールである、というのが筆者が提案したい脳についてのイメージである。

人間の脳は、綿密な設計図があらかじめ神の手によって描かれたわけではないので（すべて神に設計されたのだ、という意見をもっている一部の人がいることは承知しているが）、全体のアプリをコントロールしている最上位のアプリ（ホムンクルス）も存在しないし、アプリ全体での合意がうまく成立せずシステム全体がフリーズすることもある、といったイメージである。つまり、これは〈司令塔のない人間の見取図〉ということができる。

※

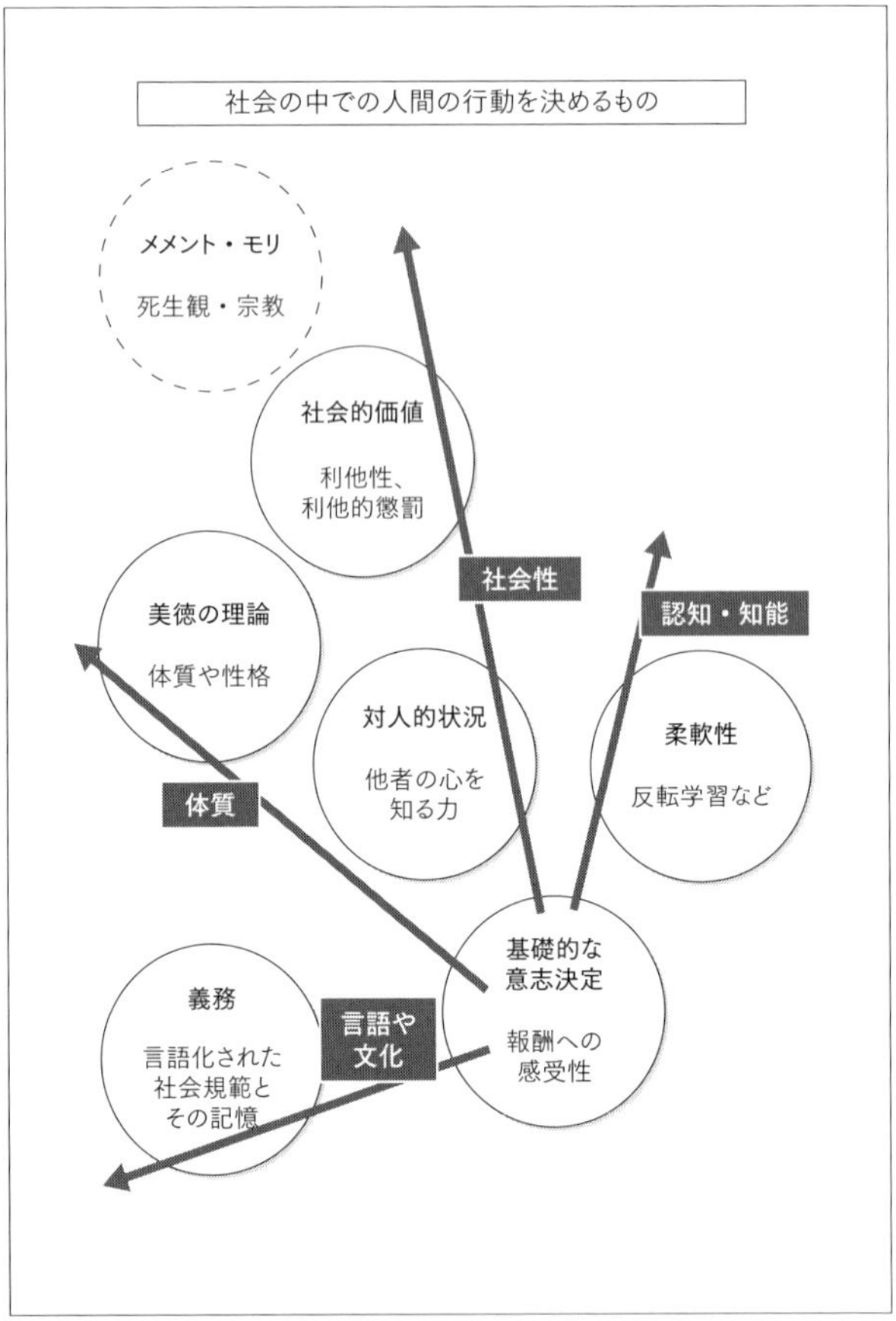

がいデバ18

ホムンクルス（脳の中の小人）　人間は進化のなかでさまざまなツールを獲得してきた。たとえば、たくさんの人の顔を見分ける能力、道具をつくる能力、莫大な知識を記憶しておく能力、などなどである。こうした能力は脳に埋め込まれている。

　では、これらのさまざまな能力を巧妙に使いこなしているのは、脳のどの部分・回路なのか？　そういう小人（ホムンクルス）がいるという幻想から解き放たれることで描けるのが〈司令塔のない人間の見取図〉である。

以下、ターゲット文献では、このような考えを簡潔にまとめることで締めくくりへと向かっている。

本書〔ターゲット文献『脳は利他的にふるまいたがる』〕では、章ごとに、人間の行動を決めるものとしての「価値」の問題を、単純なものから複雑なものへと積み上げてきた。最初のほうの章では問題は比較的単純だった。アル・デンテのパスタなどなどの報酬が、私たちにとっての価値、私たちが追い求めるものだった。章が進むにつれて、単なるパスタやお金ではなく、社会的な価値が、私たちの行動を決めているということをみてきた。他人の喜びが自分の喜びになるということは、血の通った人間にとってごく自然な感情である。さらに章が進んでいくと、人間の行動を決めるものは、予測される報酬、価値だけでなく、結果と無関係な行為それ自体である場合もある、ということに触れてきた。そして、さらに、人間は必ず死ぬ、という現実によって、功利主義のいかなる打算も空しく響く、そういうことに触れた。

人間の行動を決めるこういう多様な価値は、いずれかがいずれの上位に立つというように上下関係が必ずしもはっきりしているわけではない。功利主義的な打算と、義務論的な使命感、さらには、人間は必ず死ぬのだからという実存主義的な直感が、ひとりの人の頭の中、心の中で、矛盾して生じていることなどしょっちゅうではないだろうか。

〈司令塔の無い人間の見取図〉の対立仮説になるのは、「司令塔のある人間の見取図」である。すなわち、全体を見渡すような制御システムがあり、その制御のもとに、各パーツ、アプリが、粛々と業務を遂行しているイメージである。「前頭前皮質」がそういう役割を果たしている、という人もいるし、前頭葉機能の代表である遂行機能 *executive function* とは、訳語を変えれば「管理職機能」となるように、以下にも司令官的である。※

しかし、（私の好みにあう）〈司令塔のない人間の見取図〉から見れば、前頭前皮質による制御システムは、喩えるなら、大きくなりすぎて全体がよくわからなくなった組織に場あたり的・継はぎ的に投入された「統括チーム」のようなものである。整然とした指揮系統のもとに動く組織の敏腕チーフのイメージとは程遠いのである。

この本〔前掲〕の最初のほうで登場した、脳による価値の計算は、人間だけでなくほとんどの動物に共通のものだろう。ところが中盤以降のものほど、おそらくは人間にかなり固有のものとなっていく。そういう、価値の重層構造を持つことによって、人間には他の動物にはない悩みが増えた。だからこそ、人間社会には、心理カウンセラーという職業が必要なのだろう。これは他の動物が持っていなかった無駄なコストを抱えることになったともいえる。

しかし一方で、この無駄は人間が人間であること、人間の心の豊かさの表れでもある。人はいつも自らの心の中に矛盾した価値体系を並存させながら、あれやこれやの人生訓を読み漁って右往左往し、歴史上の偉人の行き方に思いをはせては、仮に自分が今の生き方をしなかったらこういう人生を選んでいただろう、と反実仮想の夢想をする。そして、そういった無駄の中にこそ、人生は素晴らしいと私たちが感じるようなものの大半は含まれているのだろう、と思う。

で説明は終了となる。もし、これらに加えて「結局誰に責任をとってもらうべきか」といった「全体としての人間」の概念が欲しければ、それは「パーソナルな水準の記述」という、脳のパーツについての記述（サブパーソナルな水準の記述）とは別の水準に求めればよい。

ちなみに、この「アプリ」というメタファーが適切なのかどうか、スマホを使わない筆者には若干こころもとない。もっと適切な喩えを思いつかれた方は是非お知らせください。

この最終段落は、本の最後ということもあり、パーソナルな香りに満ちた文学仕立てとしている。出版物に彩りを与えるために、そういう表現を使ったというのもあるが、筆者としては〝メメント・モリ〟を脳のアプリの水準に落とし込む作業（サブパーソナルなレベルの作業）の次に、その水準の作業と関連はするが別の水準の営みとして、パーソナルなレベルで、〝メメント・モリ〟や「生きる意味」についていずれ語ってみたい、そういう思いをこの段落に委ねている。

✦✦✦✦✦　✦✦✦✦✦　✦✦✦✦✦

本章では、「いかにもパーソナル」な事象（死を思う〈私〉、死生観、実存哲学、宗教）をサブパーソナルなレベル（〝メメント・モリ〟アプリとしての延長意識、そしてそれを支える脳）になんとか落として、ひとつの見取図のもとに収めることを試みた。すなわち、サブパーソナルなレベルでとことんやってみた人間観である。

絶版になった本〔前掲〕を振り返ったこの章に、共感いただける方がどの程度いるだろうか。

がいデバ19

行動を決めるアプリ（複数形）　「ホムンクルス」と似ているように見えるが、似て非なる、むしろ対立概念としてのデバイス。すべてのアプリを統括するアプリがない、といところが味噌である。

ホムンクルスとは、そうした統括アプリを想定するために、結局そのホムンクルスの中に、また細かい設計図を書かねばならないことになり、無限後退に陥る。一方で、「行動を決めるアプリ（複数形）」は、これらのアプリを列挙しその相互関係を記述すればそこ

第4章 多元主義 再考

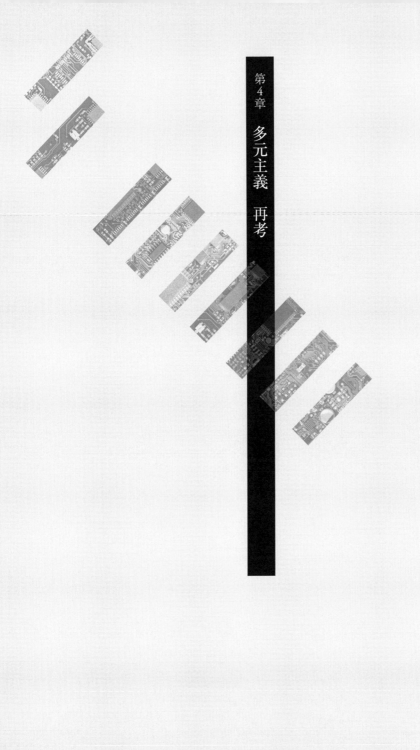

アメリカの精神科医のナシア・ガミーの〝多元主義〟を筆者はこれまで翻訳や解説として紹介してきた。多元主義がその範とするヤスパースの「了解／説明」の二分法は、第1－3章で述べてきた「パーソナル／サブパーソナル記述の二視点論」と大きく重なり合う。しかしながら、ガミーの多元主義は「了解／説明」の二分法を超えて、さらに医療者の価値観の複数性にも広がる傾向があり、議論の幅が広がる利点が得られるとともに、論点がぼやける傾向にもあった。

ここに価値／事実の区別というもうひとつの次元を持ちこむと、〝多元主義〟というコンセプトがさらに見通しがよくなる、と筆者は考えている。すなわち、多元主義を「方法論の多元主義」と「価値観の多元主義」に二分して、ガミーの見解を発展させたのが、本章のターゲット文献の主旨である。

哲学者が編纂した論文集に寄稿した原稿なので、やや堅苦しい文章となっていることはご容赦いただきたい。

◆ターゲット文献

村井俊哉「生物・心理・社会モデルの折衷主義を超えて――ガミーの多元主義とヤスパースの方法論的自覚」
石原孝二・信原幸弘・糸川昌成編集『精神医学の科学と哲学』（東京大学出版会、二〇一六年）一九八－二一九頁。

（第一節　はじめに）

精神医学の根幹を成す基本的な考え方と言われる生物・心理・社会モデル *biopsychosocial model* の批判的吟味が本稿でのテーマである。生物・心理・社会モデルとは広義には、「精神現象・精神疾患には生物学的側面、心理的側面、社会的側面のすべてが関係する」という考え方である。精神医学に関わる専門家のほぼすべてはそのことを認識しているだろうし、その点に関しては意見の分かれる余地はない。この分野の専門家のほとんどは、精神現象・精神疾患の生物学的側面、心理的側面、社会的側面のいずれにも配慮しなければならない必然のもとにある。

精神医学の哲学的基盤については他にもたくさんの重要な問題群があるはずなのに、ではどうして本書〔ターゲット文献『精神医学の科学と哲学』〕の中の一章として、そもそも生物・心理・社会モデルの批判についての論考が含まれるかということについては、以下の偶発的事情による。

生物・心理・社会モデル批判を大々的に展開したのは米国の精神科医ナシア・ガミー *Nassir Ghaemi* の二冊の著作である。[1] 筆者らはこの二冊の著作の邦訳をそれぞれ二〇〇九年と二〇一二年に出版した。精神医学の基礎概念について論じた本格的な書物の出版が我が国で減少の一途をたどっていたという事情に加え、この二冊の著書でカール・ヤスパース *Karl Jaspers* が大々的に引用されていたことが、ドイツ精神医学に親和性がある（したがってもしかすると米国精神医学には違和感を抱いている）中堅以上の精神科医の間で一定の共感を呼んだ。そのため、この二冊の著作の邦訳出版は営業的に一定の成功を収めた。このような事情によって、ガミーの「多元主義」という考え方（これは以下で解説するように生物・心理・社会モデル批判とほぼ同義）は、精神医学の概念的側面に関心のある我が国の一部の精神医学・哲学の専門家の間で、今日馴染みのものとなっているのである。

ただ、ここで改めて確認しておきたいことは、我が国のみならずガミーが精神科医として活動する米国でも、ガミーの「多元主義」は、精神医学の専門家の間で広く流布した見解ではなく、一部の専門家にのみ知られる極めてマイナーな見解である、ということである。そのような状況を考えると、あまり先走ってガミーの「多元主義」「生物・心理・社会モデル批判」の細部を掘り下げ批判的に吟味することは、現代精神医学におけるアクチュアルなテーマとは考えにくい。

そこで、本章の前半では、ガミーによる魅力的な見解をわかりやすく紹介することを第一の目的とした。その上で、本章の後半では、ガミーの見解に賛同しながらそれを展開した筆者自身の見解として、「科学的方法としての多元主義」と「価値観としての多元主義」という二つの「多元主義」の区別について論じた。なお、前半部分（特に第三 - 七節）の議論は、村井俊哉[2]ですでに発表した原稿の、細部のみの変更での大幅な再掲である。

「多元主義」は、私が精神医学の業界に発信した用語（といってもガミーの受け売りであるが）のなかで、たぶんもっとも流通した概念である。残念ながら、私のお気に入りの他の用語「脳科学大衆化の時代」、「ハイテク資本主義時代の価値観（ピーター・クレイマーの受け売り）」は、まったく流通しない。

※

（第二節　精神医学の特殊性）

精神科以外の医学の診療科（たとえば整形外科、神経内科、眼科など）との比較において、精神科は特殊であると言われることは多い。ただ、どういう意味で特殊なのかについて根拠を述べようとするならば、そこにはさまざまな可能性がある。筆者が予想する多数派の意見は、「他の診療科は身体の病気を診療しているが、精神科は心の病気を診療している」というものである。ただ、筆者自身は、精神科

概念デバイス20

多元主義　あるひとつの観点だけが正しいという「教条主義」とも、複数の観点を混ぜ合わせればよいものができるという「折衷主義」とも袂を分かち、複数の観点を適材適所で使い分けるという考え方が「多元主義」である。

の特殊性を、これとは違った観点から捉えている。

実際に精神医学に関わる何らかの専門職（精神科医、臨床心理士、作業療法士など）を職業として選択し、この領域で働く同業者の多くと接していくことになるとすぐに気付くことであるが、この専門家集団は、学問の根幹部分の考え方を互いに共有しているわけではないということである。この「根幹部分における『考え方』『ものの見方』についての専門家内での非共有」こそが、精神医学を他の医学の下位領域と異なるものとして際立たせる大きな特徴ではないかと筆者は考えている。

たとえば、精神分析を精神医学の基本を成す考えとして受容し臨床実践を行っている精神科医と、精神分析など精神医学にとってはまったく無意味であり有害であるとさえ考えている精神科医が、同じ病院で、隣の診察室で診療を行っているという現実がある。これらの専門家の間では、どういった状態が精神科的な病気であるのかということについての基本的理解も異なるし、どういう状態を治療の目標とし何をもって病気がよくなったと考えるのかについても、意見は大きく異なるのである。

精神科医ではない一般の人たちも、このことにはさまざまな場面で気付かされることになる。たとえば、うつ病について書かれたお目当ての本を手に入れるために、書店に行くとする。整形外科や神経内科、眼科の場合であれば、欲しい本を見つけることは簡単である。医学のコーナーに行けばよいのである。ところが精神科の本の場合はそうではない。医学のコーナーに行って、お目当ての本がなければ、心理学など人文系の出版物のコーナーなどを探しまわらなければならない。

このように精神科では、その対象となる病気・病態についてまったく異なる理解の仕方をする専門家が、精神医学という名称を持つ同じ傘の下で同居している。まず、この現実に目を閉ざさず、そのことを再確認することから、本論を進めていきたい。

わざわざ、ここで「現実に目を閉ざさず」と述べているのは、目を閉ざしている人をたくさん見てきたからである。一方では、精神分析など今日ではマイナーになった人文系の考え方が精神医学であたかも広く受け入れられているかのように一般向けの講演で話す人たち、他方では、現代精神医学の主流である医学的精神医学以外の部分（すなわち人文学的精神医学）は実在しないかのように編集された教科書など、である。繰り返すが、現代精神医学の現実は、「生物学的精神医学（普通の医学と同様の精神医学）が主流（つまり大学の精神科医や教科書）であるが、周辺には、主流派とは異なった考え方をする専門家や、あるいは、そもそもどういう考え方をするべきか定めきっていない専門家がたくさんいる」のである。

（第三節　精神医学におけるさまざまな「主義」）

精神医学の専門家の間での根本的な意味での足並みの不揃いに着目し、ガミーは、精神医学で活動する専門家のとる態度を、いくつかの「主義《イズム》」に分類した。

普通、精神医学における「主義《イズム》」と言えば、事情通であれば、生物学派、精神分析諸派、行動主義、などを列挙するだろう。ただ、ガミーは、こうした個別の「主義《イズム》」に対してどういう「主義《イズム》」をとるか、というメタレベルの観点から、「主義《イズム》」を四つに分類した。すなわち、①教条主義 *dogmatism*、②折衷主義 *eclecticism*、③統合主義 *integrationism*、④多元主義 *pluralism* の区別である。

これらはメタレベルの「主義《イズム》」であるため、たとえばフロイト派であるか生物学的精神医学派であるかによって、異なる「主義《イズム》」に分類されることにはならない。たとえば教条主義の中には、生物学教条主義も含まれれば、精神分析教条主義も含まれることになる。すなわち、教条主義とは、「ある『主義』を精神医学にとって圧倒的な意味を持つものとし、それ以外の『主義』はとるに足らない、間違っている、あるいは有害である」と考えるメタレベルの「主義」である。
本章では、これら四つの「主義」のうち、「統合主義」については議論から外し、残る三つの「教条主義」、「折衷主義」、「多元主義」を見ていくことにする。ガミーは、これら三つの「主義」をそれぞれ精神医学における「過去の正統」、「現代の正統」、「精神医学が本来あるべき姿」として、精神医学の歴史の文脈の中に位置づけた。

ターゲット文献では四つの「主義」のうち統合主義を議論から外すことにしているが、ガミーの翻訳を出版した後、統合主義にこそ心惹かれる人が多いことに気づかされた。統合主義とは簡単にいえば、精神医学における異なる水準の「知」を科学の進歩によって最終的につないでしまおうという立場である。

それは、原理的に不可能ではないが、実用性に乏しいので、筆者自身は関心が薄い。むしろ、現時点の統合主義は、概念的構築物を築く夢想家になってしまうと感じている（たとえば、大量の被験者のバイオサイコソーシャルのすべての次元のデータを放り込んで〔ビッグ・データ〕、そして一挙に解析すれば〔マシン・ラーニング、ディープ・ラーニング〕、人間存在全体が解明されるという夢想）。

ということで、私はストイックな多元主義こそ「これだ！」と思うわけである。しかし、本書が扱っているような概念的なことに関心をもつ人たちは、「慎重派」ではなく「軽佻派」が多いということをつくづく感じさせられて、がっかりすることが多い。個人的には、第3章で披露したように、風呂敷の広がり（報酬系から〝メメント・モリ〟へ）を示すことには興味があるが、風呂敷全体をひとつのモデル・数式で表現しようとすることには興味が薄い。

結論を先に述べるなら、ガミーは、過去の正統である「教条主義」も、現代の正統である「折衷主義」（ガミーの見解によれば生物・心理・社会モデルはこれに相当）も拒絶し、「多元主義」を推奨する。その際、ガミーが参照したのは、ヤスパースによる「方法論的自覚 *methodologisches Bewusstsein*」という考え方であった。ヤスパースの『精神病理学総論 *Allgemeine Psychopathologie*』[3]は我が国では早くから邦訳も出版されており、少なくともDSM診断が日本に浸透する前の世代の精神科医には、精神医学における基本的なテキストの一つとみなされていた。現実にはこの本〔前掲〕を読破した者は精神科医の中でもほとんどいなかっただろうけれども、そこで書かれている基本的な用語、たとえば、了解 *Verstehen* と説明 *Erklären* の区別、方法論的自覚、という基本概念は、日本の精神科医の多くにとってかつては馴染みの概念だったのである。すなわち、日本の精神科医にとってガミーの著作は、一時はスタンダードであったが長らく忘れ去られていた概念を現代に復活させたことになる。

現実はいつもなんらかの理論の色眼鏡を通してみられる。したがって、私たちは自分の心の中に存在するこの理論的先入見を割り引いて考えるよう不断の努力を払わねばならないし、純粋に事実を評価するように自らを訓練しなければならない。しかし事実とは、範疇と方法によってのみ評価できるのである。すべての発見の中には、対象となっていることがらの性質に応じて前提条件が存在する。私たちはそのような前提条件を十分に自覚しておかねばならない――「すべての事実のうちには理論が潜んでいる」のである。

この箇所が、ヤスパースの『精神病理学総論』で「方法論的自覚」について述べられた箇所である。[*41]

方法論的自覚とは、二つの主張から構成されている。すなわち、一、盲目的にデータを収集するだけでは私たちが何かを発見したり知ったりすることにつながらず、何らかの方法論や理論が常に必要であるということ、二、ただし、私たちはそのような方法論や理論の及ぶ範囲について、その限界も含め、十分に自覚しておかねばならないということ、の二つの主張である。

＊

〈第五節「教条主義」の拒絶〉

方法論的自覚という確固とした足場の上に、ヤスパースは精神医学の両極に位置する二つの「教条主義」を拒絶していく。ヤスパースが見た当時の精神医学の状況は、一方では、思弁的・観念的で、現実から遊離した哲学的理論が次々に登場していた時代であり、他方では、ナイーブな脳神話が信奉されていた時代でもあった。前者すなわち思弁精神医学に対する批判は、ヤスパースの以下の言葉にはっきりと読み取ることができる。

> 経験のみが「下から」行うことができることを、哲学が「上から」創り出そうとしていた時代もあった。今日では、こういったやり方は放棄されたようにみえるが、難解な理論の形をとってあちこちに姿を現している。現在受け入れられている精神病理学総論の体系の中にも、そのような古い精神がいまだにとどまっているのを見つけることができる。[5]

思弁精神医学を厳しく批判したヤスパースは、一方では脳の言葉で精神医学が言い尽くされるという考えにも批判的であった。『精神病理学総論』の第三部「精神生活の因果的関連」でヤスパースは次のように述べている。

がいデバ21

方法論的自覚　混乱した現代精神医学における最重要デバイスのひとつ。こんな重要なデバイスを百年前に発明したという点で、しかも冗長ではなく簡潔に述べたという点で、ヤスパースはさすがである。ヤスパースは「了解」「説明」というマクロ・レベルのふたつの方法について、それぞれの方法の限界の自覚について論じているが、よりミクロなレベルでも、この“方法論的自覚”という原理(というか「忠告」)は有効である。たとえば、現代の水準の脳画像は、統合失調症やうつ病を積極的に診断するうえでは無効であるが、一方で、脳器質性精神疾患を除外するうえでは有用である。

「精神疾患は大脳の病気である」（という見解が主張されてきた）。［……］この宣言は教条主義的であるが、この宣言を否定することもまた教条主義的であろう。もう一度この問題についてはっきりさせてみよう。心的出来事は確実に身体的出来事の結果として生じたものであるとみなすことができるようなかたちで、身体的変化と心的変化のあいだに関連が見出される場合がある。さらに、身体的基盤の前提条件が何もなくて心的出来事は存在することなど一般的な意味でありえないということも、私たちは知っている。「幽霊」は存在しないのである。しかし、なんらかの病的な出来事と同一の対応物とみなせるような、脳の中の身体的出来事について、私たちは何一つとして知らない。私たちが知っているのは、そのような心的生活を左右する諸因子にすぎない。その心的出来事の原因はこれだということは知らず、原因のひとつを知っているにすぎないのだ。だから、上述の有名な命題は、実際に可能な研究や実際の研究成果と比べると、可能であるかもしれないが無限な彼方に存在する研究目標であって、決して研究の現実の対象とはなりえないのである。この種の命題について議論し、原理的な意味において問題を解決しようとすることは、批判的方法論の欠如の表われである。[6]

この一節での主張は、二つの論点から構成される。すなわち、一、一般論としていえば心的現象は病理的なものも含め身体（あるいは脳）に基盤を持つこと（「幽霊」は存在しない）、二、ただし、個別論として心的現象の原因を身体（あるいは脳）に特定することは極めて困難で現実的な意味では研究の対象とならないこと、の二点である。ヤスパースは上述の一節に続けて次のような未来予測を行っている。 ※

哲学的憶測が精神病理学から姿を消し、精神病理学者が哲学的に成熟すれば、それに伴ってこのような命題が精神医学から消え去る時期もかえって早まるだろう。[7]

概念デバイス22

「幽霊は存在しない」 この概念デバイスは、以下のふたつのことを肝に銘じるうえで重要である。1．こころの現象といえども、物理法則自体を捻じ曲げてまで働く力（霊魂の力など）は存在しない、ということ．ただし2．「幽霊は存在しない」ことは、具体的な心的事象や精神疾患の物質的基盤の解明が近いと言うこととはまったく別問題である、ということ。

しかし、筆者の見るところ、今日でも、一の主張からのナイーブな逸脱（「幽霊」の存在を許容するかのような諸々の見解）や、二の主張からのやや確信犯的な逸脱（「かなり近い将来」脳科学によって個別の心的事象もすべて脳の事象に還元されるとの見解）が、精神医学においていずれも勢いを失っていないように思われる。前者は反・生物学派の教条主義に見られやすい主張であり、後者は生物学派の教条主義に見られやすい主張である。ヤスパースの『精神医学総論』の出版から百年以上を経た今日でも、ヤスパースが予測したほどには精神医学が哲学的に成熟していないことを、残念ながら認めざるを得ないように筆者は感じる。

以上を要約するならば、精神論者 *Psychiker*、身体論者 *Somatiker* の両陣営からの、自らの方法が精神医学全体の主要な問題を解決する上で万能であるかのような教条主義的主張に対して、ヤスパースは「方法論的自覚」という観点から待ったをかけたといえる。

（第六節　「折衷主義」も拒絶）

さて、「教条主義」の拒絶までは、おそらくは多くの精神科医も賛同するであろう。だからこそ、ガミーも「教条主義」を過去の正統とみなし、それを現代精神医学の姿ではないことを認めているわけである。しかしながら、ヤスパースが批判した「教条主義」に代わって現代精神医学が受容したのは「折衷主義」であり、これはヤスパースの方法論的自覚の考えと相いれるものではない、とガミーは続ける。この「折衷主義批判」こそが、ガミーの二著作の思想のもっともオリジナルな部分である。

精神医学における「折衷主義」の典型としてガミーが批判するのが、本稿のタイトルでもある生物・心理・社会モデルである。ガミーは米国の精神医学の歴史を振り返り、生物・心理・社会モデルの今日の隆盛の理由を分析していく。長らく主流にあった精神分析派が、精神科薬物療法の成功と操作的診断基準DSM‐Ⅲの登場によって、生物学派にその覇権を譲ることになり窮地に陥った時、そこに都合よく存在したのが、心身医学の分野で用いられるようになっていた生物・心理・社会モデルだった。精神医学においてバイオが主流になり、もはや精神分析がその地位を奪い返すことは不可能である。しかしバイオだけでなくサイコソーシャルが大切であるというこのロジックを使えば、自らの立場を一定の範囲で確保することができる、というわけである。一方で、生物・心理・社会モデルは、覇権を握りつつあった生物学派の側にとってもメリットがあった。サイコソーシャルという言葉はヒューマニスティックでポジティブなイメージを伴っているので、専門家以外の一般の人たちにも評判が悪いはずがない。さらに、人間の心という巨大な山塊全体に対して目配りする役割を精神科医が担っているという感覚は、不愉快なものではなく、それどころか万能感さえくすぐられる。だから、生物・心理・社会モデルはどの陣営からも抵抗なく受け入れられたのであろう。これがガミーの分析である。

ただ、バイオ、サイコ、ソーシャルの各側面に万遍なく目配りすべき、という見解はあまりに常識的に過ぎるために、そこには何か実質的で新しい主張や中身があるのだろうか、という疑問が起きてくる。一般に科学的主張とは、自らが誤りであることが示される可能性を有していることが必要とされるが、この生物・心理・社会モデルは、反論のしようのなさそのものが、最大の問題ともいえるのである。

※

（第七節　「了解」と「説明」）

では、両極の教条主義を批判していたヤスパースは、その批判の先にどのような解決を考えていたのであろうか。教条主義を拒絶したヤスパースは、精神医学において原理的に異なる複数の方法が共存することを許容した。それが有名な「説明 *Erklären*」と「了解 *Verstehen*」である。以下、ヤスパースが「説明」と「了解」という、性質がまったく異なる二つの方法の関係をどのように考えていたのかが読

がいデバ23

バイオサイコソーシャル　過去の精神医学においては、生物学派、心理派、社会派、としてこの分野の専門家はそれぞれが一定のカラーを持っていることがあった。実際、私のお世話になった先輩方を思い浮かべても、「この先輩は心理派」「この先輩は社会派」というように比較的明瞭に分類できる。ところが、内科において登場し精神医学が借用したバイオサイコソーシャル・モデルという概念枠組みは、これらの区別を緩和・折衷させ、病を持つ人間を、ひとつの立場に偏らず、多面的に捉えるための見取り図を提供した。

み取れる箇所を引用する。

> 意味的関連を扱うあらゆる心理学において限界となるものは、精神分析においても、それが意味的なものである限りは、同様に限界となる。第一に了解は、生得的なもの（それは実証的性格を持つ）という現実の前では停止してしまう。〔……〕第二に了解は、器質的障害と精神病という現実の前では、それらの現象的な性質を前にして停止してしまう。〔……〕第三に了解は、存在それ自体という現実、すなわち、人とは本来そうであるものという現実の前では停止してしまう。この点において精神分析が啓示を与えるかもしれないが、それは結局偽りの啓示である。〔……〕精神分析はこれらの限界にいつも目を閉ざし、すべてを了解しようとしたのである。[8]

精神医学を専門とする者には、了解／説明は馴染みの言葉であるので、この論文では具体例を挙げて説明をしていないが、本書の読者には、この言葉を初めて聴く方もいると思う。そこで、ここでは具体例とともに解説を加えたい〔以下『標準精神医学』第七版から〕。

説明の例——五十歳代の男性。会社員。会社からの帰宅途中に行方不明となり、自宅とは異なる方向で、車道にふらふらと入ろうとしているところを発見された。駆け付けた警察官を見てひどく怯え「助けてくれ！　殺さないでくれ！」などと興奮し叫びつづけた。発熱などの身体症状もあり、精神科に入院し、髄液検査などの諸検査の結果、ウイルス性脳炎によるせん妄と診断された。

了解の例——二十歳代の女性。大学生。二日前から、同居家族が話しかけても一切返答しなくなった。食事は自室で菓子程度のものを食べているようだが、はっきりしない。また、睡眠もとっているのかもはっきりしない。家族が何とか本人を精神科に受診させた。念のために行った採血、脳波検査、MRI画像検査などに異常はなかった。関係者からの情報収集を進めた結果、内定を得ていた企業から突然に内定を取り消されていたことが判明した。

いずれの例も、診察した医師は、なぜ、患者がそのような状態になったかを、納得することができている。ただ、その納得の仕方が、前者と後者では異なっているのである。前者は、ウイルス脳炎という「原因 *cause*」が特定されたことによって、患者の興奮などの症状が、理解できたのである。このような理解のことを、ヤスパースは説明（ドイツ語でErklären）と呼んだ。一方で、後者は、内的の突然の取り消し通告という「理由 *reason*」によって、患者が緘黙症状を起こしていたことが理解できたのである。こちらのタイプの理解のことを、ヤスパースは了解Verstehenと呼んだ。

上述の説明の例で医師は、一般医学における病態理解と同じこと、つまり、病態の自然科学的理解を行っているのである。一方で、了解の例では、医師は、患者と同じ状況に自分の身を置き患者の気持ちになってみて、患者の行動を理解しようとしている。つまり「共感」という、人間に本来的に備わった能力を用いて、患者の精神症状の理解を試みているのである。「共感」というのは、私たち人間の自然な心の動きであるが、精神医学ではその心の動きを、患者を理解するための「方法論」として意識的に用いるわけである。これがヤスパースの言う「了解」である。

本書の第1－3章で述べてきたことと関連づけるなら、「説明」のほうでは、医師は患者を「サブパーソナルなレベル」で記述していることになる。一方で、「了解」のほうでは、医師は患者を「パーソナルなレベル」で記述していることになる。すなわち、ヤスパースの了解／説明は、本書のパーソナルな記述／サブパーソナルな記述に対応しているのである。ただし厳密に言うと、了解／説明は、患者理解の「方法」についての二分法であるが、パーソナルな記述／サブパーソナルな記述は、記述すなわち「語り口」（どういう表現でその事象について語るか）についての二分法ということになる。

ここでは、「了解」の方法の限界が述べられ、その限界についての方法論的自覚が促されている。一方で、「説明」の方法の限界についても、次の一節で力強く述べられている。

研究者の中には、科学的知識の認識源として心理的なものの妥当性を否定する傾向にある者もいる。感覚によって客観的に知覚されたものだけを許容し、感覚を通じて意味的関連があるものとして理解されたものは許容しないのである。知識の究極的な源泉については、それがどのようなものであったとしてもその妥当性を証明することなどできないので、そのような研究者の見解に反駁することはできない。そうではあるが、少なくとも考え方の首尾一貫性は追求すべきだろう。そのような研究者たちは、精神について語ったり、精神的事象について考えることを慎まなければならない。彼らは精神病理学を放棄すべきであり、大脳の過程や一般生理学に自らの研究を限定すべきである。〔……〕これは不毛な虚無主義である。こういった人々は、自らの無能力の原因は自分自身にあるのではなく、対象となることがらのほうにあるのだといって、自分を納得させているのである。[9]

この一節は、「了解」の方法が科学的でないとしてそれを放棄しもっぱら「説明」の方法に頼ることを主張する教条主義者への批判である。たとえそのような態度が論理的に誤っていると証明することはできないとしても、そのような態度では精神医学における主要な問題のごく一部にしかコミットすることができなくなるというのが、ヤスパースの主張である。具体的には、精神鑑定の任を果たすことができなくなる、などかなり実践的な警告も行っている。筆者の言葉で簡潔にまとめれば、そういう態度では、神経科学者としては立派であっても精神科医であることをやめなければならない、ということになるだろう。

「了解」至上主義者、「説明」至上主義者それぞれに対する上述の批判を見ても、ヤスパース自身は、これらの「混ぜ合わせ」を推奨しているわけでは決してないことがわかる。すなわちヤスパースの考えは「折衷主義」ではない。そうではなくて、両者の適用範囲を自覚し、その範囲内で自覚的にそれぞれの方法を用いることを推奨している。さらに、それぞれの方法の適用範囲は、精神医学全体が精神科医に要請している課題の一部分に留まるということを明るみに出し、一方の方法の射程が届かないところであっても、まったく性質の違う別の方法が有効なことがありうることを伝えようとしている。 ※

（第八節　ガミーの「多元主義」と生物・心理・社会モデル批判）

上述のようなヤスパースの「方法論的自覚」に賛同しながら、ガミーが提唱する「多元主義」は、まとめると次のような特徴を備えている。

一　根本的に異なる複数の方法論の共生を、精神医学において許容すること。（この点において、「多元主義」は「教条主義」とは異なる）

二　それぞれの方法論には適用可能範囲があり、それぞれは適材適所で原則としては単独で用いられるべきこと。（この点において、「多元主義」は「折衷主義」すなわち生物・心理・社会モデルとは異なる）

すなわち、「多元主義」は、生物学的・心理的・社会的観点からの複数の方法の共生を許容する点において、一見、生物・心理・社会モデルと似たり寄ったりという印象を与えるのであるが、「方法論的

がいデバ24

了解と説明　方法論的自覚と関連の深い古典的デバイス。筆者の考えであるが、了解・説明というふたつの方法が峻別される、すべきである、というところにこそ、このデバイスの真価がある。一方で、了解、説明、それぞれ単独でのデバイスとしての有用性は、また別問題である。たとえば、精神病あるいは妄想の定義に「了解不能」という用語を持ち込もうとしても、了解の定義自体が困難で（つまり了解という概念単独では、その概念デバイスとしての有用性が低く）、あまり生産的な議論にならないように感じている。この点に関しては反対意見もあることは承知しており、あくまで私見ではあるが。また、ヤスパースの教科書では、了解は、静的了解と発生的了解に分けられているが、この二分法の有用性も、筆者は疑問視している。

自覚」によって、それぞれの方法の適用範囲に自覚的・自制的であるがゆえに、「折衷主義」的な生物・心理・社会モデルとは袂を分かつのである。

ここで、生物・心理・社会モデルが本当に「折衷主義」なのか、という疑問が生じるかもしれないが、その点を仔細に検討しようとすれば、ジョージ・エンゲル *George Engel* やその弟子の見解をひとつひとつ検討する必要が生じる。しかし、そのような考証の作業はガミー[10]が詳細に行っているので、ここでは行わない。すなわち生物・心理・社会モデル・イコール・「折衷主義」である、というガミーの見解は受け入れた上で、臨床現場の精神科医にとって、「多元主義」は「折衷主義」（生物・心理・社会モデル）との比較において、より有用で受け入れやすい見解かどうかについて考えてみたい。

本章（ターゲット文献「生物・心理・社会モデルの折衷主義を超えて」）全体がそうであるが、本節あたりからは特に、文献やデータに基づかず筆者の個人的な経験に基づく意見を数多く述べることを許容いただきたい（そもそも、本書（『精神医学の科学と哲学』）全体のテーマは、精神医学についての哲学的考察である。筆者は精神科医であるので、本書のテーマの研究対象でもある。つまり本書のテーマの当事者として、文献的な根拠なしに自由に発言することが許容されているようにも思える）。筆者の体験からすると、我が国の精神科医は、この多元主義という考え方に本来、非常に親和性がある。その理由は、おそらくはドイツ精神病理学の影響を強く受けて日本の精神医学の骨格をつくった世代の考え方が、世代を超えて継承されてきたからである。そういった考え方の中でも最も強力な考え方の一つが、精神疾患を「心因」「内因」「外因」に区別するという三分法である。筆者自身も、初期のトレーニングのころ、たとえばうつ症状での受診者の初診に臨む時には、表面的な症状の詳細な評価よりも、まず大づかみにそのうつ状態が「心因」「内因」「外因」のいずれと考えられるかを把握するようにというトレーニングを受けた。「心因」「内因」「外因」のいずれであるかによって、その後の治療的対応、つまり「方法」がまったく異なってくると教わったのである。筆者が教わってきたこの考え方は、問題となっている事象にもっとも適した方法を単独で用いることの推奨であり、「多元主義」そのものである。つまり、ガミーの活動する米国の事情とはおそらく異なって、我が国の精神科医の間では「多元主義」は、そもそも精神科医にとって馴染みの概念ではなかったかと筆者には思えるのである。

※

一方、DSM精神医学を我が国が受容した以降の精神医学教育では、同じような受診者への対応として、患者の病態の生物学的側面、心理的側面、社会的側面を漏れなく聴取し、すべてを検討するように、というのがスタンダードな指針となった。これは生物・心理・社会モデルそのものである。Evidence-based medicineの時代にあっては、「心因」「内因」「外因」といった「多元主義」は個人の経験や直観に頼るところが多く見えるという意味で、科学的ではなく、仮説中立的な生物・心理・社会モデルのほうが知的な意味で優れているような印象を与える。こうして、日本の精神医学の現場では、古い世代の「多元主義」が、新しい世代の生物・心理・社会モデルによって駆逐されつつある。

ここで述べているような意味での「多元主義」と生物・心理・社会モデルには実践的な意味でそれぞれ長所・短所がある。ヤスパースが強調した「了解」と「説明」の使い分けのような場面であれば、いずれの場面でいずれの方法を採用すべきかの判断はそれほど困難ではない。こうした場合には、「折衷主義」（生物・心理・社会モデル）に対する「多元主義」の優越は明らかにである。しかしながら、精神医学のさまざまな実践的局面では、そもそもどの方法を採用するのが最良なのかの判断が困難なことが多い。そのような状況において「多元主義」の短所は、網羅的でなく決め打ち的になるので、初期の判断を誤った時に、つまり、取るべき「方法」の選択を誤った時に傷口を広げる危険を伴うところにある。ヤスパースの「方法論的自覚」の述べるところにしたがって、今採択している方法が的外れである可能性を頭の隅に常に置きながらしかし当面は単一の方法を貫いてみるというのが、こうした

がいデバ25

心因／内因／外因　精神医学におけるレトロ・デバイスの代表。ベテラン医師がカンファレンスでこういう用語で発言すると、中堅医師は苦虫をかみつぶしたような顔をし、若手医師はきょとんとする、という概念デバイス。グローバル化（つまり米国中心）の時代には、ガラパゴス的デバイスとして低い評価を受けている。上記のようなカンファの場面になんども遭遇した上級医は、決して公けの場では「内因」などとは口走らないようにして、しかし、自分の臨床では重宝してこっそりと使っている。

ピットフォールに陥る危険性を最小化する、万能ではないけれども最善の「多元主義」的態度であろう。一方で、生物・心理・社会モデルのほうは、網羅的であるがゆえに重要な情報の見落としや根本的な見当違いの危険性は低いが、それぞれの精神現象、それぞれの病態、それぞれの患者を一つの仮説・視点のもとで体系的に見るという姿勢に欠けるため、ばらばらのデータの寄せ集めの中で判断停止になるという危険性を伴う。筆者自身、たとえば精神医学教育の初期段階では、盲目的・網羅的な生物・心理・社会モデルの有用性を感じることも多い。ただ、上述してきたような、どの方法をまず適用すべきかが明瞭でない局面においてさえ、筆者が「多元主義」を相対的な意味で生物・心理・社会モデルよりも推奨するのは、現代精神医学が「折衷主義」に傾きすぎていると感じており、独自の有用性を持つ「多元主義」を強調することの必要性が現状ではより大きいと感じるからである。

余談になるが、脳や心に興味を持って入局相談に来る人は、精神科と神経内科で迷っていることが多い。そうした場合、私は「網羅的態度」「決め打ち・切り替え態度」のどちらに志望者の親和性があるかを考えるうえでの判断材料としている。その論拠は省略する。

（第九節　精神医学における複数のパラダイムの同居）

さて、ここまで、精神医学の特殊性とは何か、という冒頭の問いについて、それは「根幹部分における『考え方』『ものの見方』についての専門家内での非共有」であるという観点から考えてきた。この「根幹部分における専門家内での非共有」という現実に対峙する仕方には、複数の異なるスタンスがある、というのがガミーの見解であった。

この「根幹部分における専門家内での非共有」という精神医学の特殊事情については、科学哲学の分野からクーパーも着目している。[11] クーパーは、精神医学・精神疾患についての異なる考え方は、学問の基盤を成す概念・理論についての相違、すなわちトーマス・クーン *Thomas Kuhn* の言う科学的パラダイムにおける相違であると考える。クーンの挙げた例である物理学などでは、その時代時代において承認されたパラダイムのもとに研究者は研究を行ってきた。たとえばかつて研究者は古典物理学というパラダイムのもとで実験や観測を行っていた。論文を書くことや論文の査読も、そのパラダイムの中での明示・暗黙双方のルールにしたがって行われてきた。ところが、古典物理学の前提自体が疑問に付されうまくいかなくなる観測事例が増えてきた。そして、古典物理学の場合は、相対性理論を前提とした現代物理学へとパラダイム・シフトを起こし、そしてその後は、研究者は新たなパラダイムの下で活動するようになったのである。ところが、精神医学の場合には、こうした決定的なパラダイム・シフトが生じないまま、まったく異なる学問的前提の下で仕事をする専門家が長期間にわたって同居しているのである。そして、クーパーは、このような状況は多くの科学、少なくとも物理学や化学とは異なった精神医学の特徴であると述べている。

ガミーの著作の翻訳の後、筆者は、「精神医学の哲学」に関する論文を読書会などで同僚と読んでいるが、そのなかでもっとも整理されたものが、クーパー *Rachel Cooper* によるこの書物と考えている。クーパー自身は、ガミー、ヤスパースを引用しているわけではないが、多元主義の話題と大きく重なる主張である。

（第一〇節「科学的方法としての多元主義」と「価値観としての多元主義」）

意外な角度から精神医学の特殊性を示すクーパーの見解は知的な意味で刺激的である。しかしながら、精神医学の状況を物理学と比較し、精神医学を「パラダイム・シフト」を起こさず「パラダイムの共生」という奇妙な事態が生じている、諸科学の中での特殊事例ととらえるこの見解には、精神医学の現場で活動する筆者の立場からは違和感もある。一つには、厳密な基礎科学である物理学を、非厳密な部分を大いに含む応用科学である精神医学と対比することの違和感である。厳密性という意味で緩い学問領域では、基本的な理論や法則が異なる二つの概念枠が、現実の事象に対してそれなりに妥当な近似解を与え続け、結果として両者が共に生き延びるということはそれほど不思議なことではないのではないだろうか。さらに、クーパーの論に対するもう一つの（筆者がより重要と考える）違和感は、真理を追究する学問である物理学と、単なる真理の探究を超えた実践を内包する精神医学とを同じ次元で対比することの違和感である。以下、クーパーの論に対して筆者が感じた違和感のうち、この後者の違和感についてさらに掘り下げて考えてみたい。

精神医学の専門家の間での根本的な対立は、「諸現象をよりよく説明・予測する『科学的パラダイム』は（たとえば）精神分析か精神薬理学か？」という科学的基礎概念・方法論に関する対立というだけでなく、「精神医学の実践を通じて世界に対して働きかけるために、そこで働く専門家・実践家が、自分自身に肌にあい、そこに自分の人生を投じたいと思う『スタンス』は（たとえば）精神分析か精神薬理学か？」という対立でもある。

このように考えると、精神医学における「複数パラダイムの共生」とは、一方では、真理を探究する学問の基盤としての「複数の科学的パラダイムの共生」であり、他方では、精神医学という実践的営みにおいてどう行動し何を実現したいかという「複数の価値観の共生」でもある。[*2]

このような見方は、クーパーの見解、すなわち「精神医学では複数パラダイムの長期間の同居という独特の現象が生じている」という見解への反論となっている。つまり、精神医学が純粋に真理を発見する科学であるとすれば、「複数パラダイムの共生」は奇妙に見えるが、実践的営為としての精神科医療という意味では、「複数パラダイムの共生」は何ら不思議なことではない。政治の世界において、それぞれがよりよい社会を実現しようと考えて、まったく発想の異なる政党が複数存在するのと同じことである。学問の分野においても、精神医学以外にもこういう事例を見出すことは困難ではない。たとえば複数文化の心理現象について研究する学問である文化心理学と比較文化心理学では、文化間の共通性・普遍性を明らかにしていくことを目標とするのか、その違いを明らかにしていくことを目標とするのかによって、根本的な対立が存在する。

「精神医学は実践的学問である」という見解は、筆者の主張のなかでもかなり根幹のところに相当する。すなわち「真理の発見」がすべてではなく、この専門分野が、この専門分野で働く一人一人の専門家が、何を目的にすべきか、ということにも同程度、あるいはそれ以上のウエイトがおかれる学問である。こうした筆者の主張を、ウェットな語り（患者・医師関係、アートとしての医療、などのウェットな用語を用いた語り）に頼ることなく何とかして述べられないか、というのが筆者の課題である。つまり「精神医学は実践的学問である」ということはドライに語り、そのうえで、その実践のなかでの具体的な私の見解はウェットに語ってみたいのである。

※

すなわち、精神医学における「複数パラダイムの共生」という現実は、一方では、真理を探究する学問の基盤としての「複数の科学的パラダイムの共生」であり、他方では、精神医学という実践的営

がいデパ26

実践的学問　学問のなかには、役に立つか立たないかは別として真理を明らかにすることに重きを置くものもあれば、有用性に重きを置くものもある。もちろん、この両者の区別は絶対的ではなく、グレイゾーンもあるし、さらには、役に立たないと思っていたことが、将来、思わぬところで役にたつこともある。とはいえ、学問をこの両者に分ける考え方は、それぞれの学問の成熟度・意義・正当性を評価するうえで有用である。

みにおいて、そこにコミットする専門家が、どう行動し何を実現したいかということの多様性から生じる「複数の価値観の共生」でもある。そして、この洞察から生じてくる（上述のクーパーの論に対する反論といった些末なことよりももっと重要な）帰結は、ガミーの「多元主義」の考えについての見通しがさらによくなることである。

すでに述べたように、ガミーは、「多元主義」の先駆者としてヤスパースを挙げ、「方法論的自覚」をその考えの根幹においた。それゆえ、ガミー自身、多元主義を「方法に基づく精神医学 *method-based psychiatry*」という言葉と相互互換的に用いている。そういう意味では、ガミーの「多元主義」は、本来、真理を知るための方法としての「多元主義」、すなわち、「科学的方法としての多元主義」であるはずである。ガミーの議論のわかりづらさは、ヤスパースから出発して「科学的方法としての多元主義」について論じているように最初は見えながら、「多元主義」の適用範囲を価値の領域にまで拡張して、たとえば、価値観の異なる複数職種（医師、臨床心理士、ソーシャル・ワーカー）の連携において「多元主義」の発想をどのように生かすか、など「多元主義」の適用範囲を広げすぎているところにある。

筆者自身は、「多元主義」を少なくとも「科学的方法としての多元主義」と「価値観についての多元主義」に分けて考えたほうがよいのではないかと考える。そして、「多元主義」が「教条主義」や「折衷主義」（生物・心理・社会モデル）よりも優れた考え方かどうかという論点についても、それぞれの「多元主義」について別々に考察すべきではないかと考える。

「事実と価値は分離できない」というのはまっとうな主張であり、私も賛同する。たとえば事実に関する報告の体裁は十分に整えていても、それを報告すること自体に価値判断がおおいに含まれる、というのはよくあることである。それでもなお、事実と価値の二分法を見取図として示すことは有用と考える。この見取図によって、メインストリーム精神医学ではややもすると忘れられがちな精神医学に関する〝価値〟の側面の再認識が可能となるからである。

話がやや脱線するが、事実に関する語りと価値に関する語りは、その「語り口」の差としても現れる。すなわち、事実に関する語りはドライであり、価値に関する語りはウェットである。実践的学問である精神医学にはこの両者の語りがいずれも必要と考えるが、〝事実〟に関しての語りをおこなうべきときにこぶしで机を叩きながら語ったり、〝価値〟に関する語りをおこなうときに発言する自分を匿名化して発言の責任を逃れようとするのは、語っている内容と語り口がマッチしていないことから、内容はともかく、そのミスマッチだけで、耳を傾ける意欲を削がれてしまうことがある。※

その上で、「科学的方法としての多元主義」の「科学的方法としての教条主義」や「科学的方法としての折衷主義（すなわち生物・心理・社会モデル）」に対する優位性を、筆者は改めて主張する。その理由は、本論でヤスパースを繰り返し引用して述べてきた通りである。

（第二節「価値観についての多元主義」の意義）

一方で、「価値観についての多元主義」についてはどうであろうか。この「多元主義」は、「価値観についての教条主義」や「価値観についての折衷主義」より優れていると言えるだろうか。この点については、われわれはヤスパースに頼ることができない。ヤスパースの「方法論的自覚」は、あくまでも精神医学において「症状・病態・患者を理解する方法」すなわち「知を獲得する方法」について述べたものであり、精神医学における専門家がどういう態度をとるべきか、ということについて述べたものではない。つまり、「教条主義」や「折衷主義」に対して、「多元主義」が本当に優位であるの

存在しないところで、机をこぶしで叩いたり思わせぶりにウィンクすることによって、その主張を高く売りつけようとするところにある。

一方でドライな語りの欠点もいくつかあるが、その代表は、その語りを語る自分自身を背後に隠してしまうことによって、語りの力・説得力が弱まるところにある。人は、論理の整合性によってのみではなく、「人」と「人」の関係性のなかで、みずからも事態にコミットしようと決意した「語る人」の「熱い心」によって動かされるからである。

かどうかも、「科学的方法としての多元主義」の議論とは別個に論理を組み立てなければならない。

本章で筆者が目指したのは、この二つの多元主義の違いを明らかにし、それぞれを別個に考えるべき、という主張までである。ただ、後者の意味での「多元主義」、すなわち「価値観についての多元主義」が「価値観についての教条主義」や「価値観についての折衷主義」に勝るかどうかについても、筆者自身は一定の見解を持っている。その素描だけを最後に述べて本章を終えることにしたい。

精神医学においては、そのサービスを利用する利用者すなわち患者自身が、そのサービスに対して、それぞれ相当に異なる期待を持っている。たとえば、人生において抑うつ気分を体験する時期は短ければ短いほうがよいのか、抑うつの苦しみはある程度まではむしろ人生にとって収穫なのか、といった問いについて、その答えには大きな個人差があるのである。うつ病が重症であれば、今何をすべきかということについて、患者も治療者もその判断に大きな相違は生じない。しかし、軽症の場合には、何を目指して治療をすべきか、そもそも治療をすべきか、ということについて、患者の側も治療者の側も、人によって大きく意見が異なってくる。価値観の多様性がもたらすこの複雑な事情は、もちろん精神医学だけの特殊事情ではないが、しかし、医学のさまざまな下位領域の中で、精神医学において特に顕著に現れる事情であると言うことはできるだろう。

精神医学の現場でのこのような利用者側の価値観の多様性に、精神医学全体が答えていくには、サービスの提供者側も価値観に多様性があったほうがよいのではないか。具体的に言えば、利用者側のニーズに応じて、さまざまな精神科医やその他の専門家がいて、自身の価値観に合う治療者をそれぞれの利用者・患者が選択できるほうがよいのではないか。これが「価値観についての教条主義」が精神医学に馴染まないと筆者が考える理由である。

では「価値観についての折衷主義」はどうだろうか。このようなスタンスを精神科医がとるとすれば、政治における中道勢力のように、すべての精神科医は、両極の極端な態度・主張を注意深く除い

がいデバ27

ウェットな語りvsドライな語り　なにかの主張をおこなうときの「語り口」についての分類のひとつ。「患者医師関係」「アートとしての医療」などは、ウェットな語りのなかで登場することの多いタームである。一方でドライな語りでは「エビデンス」「標準化された医療」などの用語が登場することが多い。

ウェットな語りの欠点はいくつかあるが、代表的欠点は、「概念デバイス：真の〇〇」「概念デバイス：〇〇ハートマーク」が警告するように、付け加える内容がそれ以上には

た態度・ふるまいをすることになる。そしてその主張は（折衷主義的であるがゆえに）首尾一貫しないものとなる。精神医学が「価値観についての折衷主義」に基づいているとするならば、精神科医療サービスの利用者は、どの医療機関を受診しても、「似たりよったりの、ほどほどの」助言を受けることになる。人生の重大な選択についての踏み込んだ助言を期待することは不可能であろう。すなわち、利用者・患者側からの価値観の多様性への期待には、精神医学は答えられないことになる。ただし、極端に走る助言や指導が行われることはないだろうから、安全ではある。

　医学の下位領域である精神医学は、私的な人間関係ではなく、保険診療などの公的な社会的制度で隅々まで規制された営みである。したがって「似たりよったりの、ほどほどの」価値観で、利用者・患者に対峙していくべきだ、という「折衷主義」は十分に理に適った主張であると言える。

　しかし、社会的な規制・ルールの下で行われる営みであるといっても、そこから私的な人間関係の部分を完全に取り除くことは不可能である。そういう意味で、この「価値観をめぐる主義《イズム》」の論争においても、現代精神医学があまりにも「折衷主義」に偏る傾向を感じることもあって、筆者自身は、「多元主義」の意義を積極的に主張していきたいと考えている。

　この種の文章に慣れない人には、歯切れの悪い文章に思えるかもしれない――「結局、あなたは似たり寄ったりほどほどの医療サービスよりも、個性的で多様な医療サービスがあったほうがよいと思っているのですね。たいして目新しくもない主張ですが、それが言いたいだけならそこまでの回りくどい議論は飛ばして、最初からそういえばいいじゃないですか」と。

　ただ、この論説の目的は、どちらか一方の立場から他方を論破することではないのである。そうではなくて、このそれぞれの意見（どちらの意見も一定の妥当性をもつ）を持つ人が議論をするうえでの論点をクリアーにしているのである。
そんな高みの見物のようなことでよいのか、という批判はもちろんあるかもしれない。しかし、こうした高みの見物をする人、つまりメタレベルの見解を述べる人がいないと、「結局、あなたは似たり寄ったりほどほどの医療サービスがよいと思っているのか、個性的で多様な医療サービスがあったほうがよいと思っているのか」といった議論は、不毛な対人批判の応酬（「君は医者としての人間性に欠けている」vs「君は論理的な思考ができない」）に陥ってしまうだろう。

いずれにせよ、「価値観についての多元主義」を支持するのか「価値観についての折衷主義」を支持するのかの論争は、「科学的方法についての多元主義」か「科学的方法についての折衷主義か」の議論とは論点が異なっている。科学的方法についての「主義《イズム》」の議論の際には、患者の理解、真理の発見にとって、いずれの「主義」が有用であるかという点が論点であった。一方で、価値観についての「主義」の議論の際には、どちらを自分自身は好むか、どのような社会を実現したいかという点が問題となる。すなわち、価値観についての「主義」の選択は、それ自体が価値観の問題であり、科学的方法としての「主義」についての議論とは一線を画す議論となる。これが本章の後半部分の結論である。

（第一二節　まとめと展望）

本章（前掲）の前半では、現代精神医学のスタンダードである生物・心理・社会モデルを「折衷主義」として批判し、それに代わるものとして「多元主義」を推奨するガミーの見解を紹介した。その際、ヤスパースの「方法論的自覚」という見解を足場とした。後半では、「折衷主義」にせよ「多元主義」にせよ、それは、科学的方法についての主張である場合と、価値観についての主張である場合の二種

類があり、両者は分離して議論すべきである、という筆者の見解を述べた。

本章を終えて、生物・心理・社会モデルは、そもそも、科学的方法に関する主張にとどまるのか、あるいは、価値観についての主張を含むのか、という問題が、議論できなかった論点として残された。また、もし、生物・心理・社会モデルが価値観についての主張を含む場合、科学的方法についての「主義《イズム》」としての生物・心理・社会モデルが「折衷主義」であるとしても、生物・心理・社会モデルの価値観についての主張はどういった「主義」であるのかは、未検討のまま残された。

生物・心理・社会モデルは、現代精神医学におけるスタンダードである。したがって、その主張が意味することを、現場の精神科医が理解しておくことは重要である。第八節では、「生物・心理・社会モデルは折衷主義である」という点において、文献的な考証を行わずGhaemi[12]を参照せよ、という一言で済ませたが、これはあくまで「生物・心理・社会モデルは、科学的方法という点で折衷主義的である」という意味においてである。「生物・心理・社会モデルが価値観についての主張において折衷主義的であるのか、あるいは多元主義的であるのか、あるいはそのいずれでもないのか」という考察は、文献的な考証を含め、今後行われるべき課題である。

最後の文章は無視していただいても構わない。こうした話をすると、至極当然のことであるが、「エンゲルは実はそんなことは言っていなかった、こうも言っていた」といった医学史的考証学的な立場からの反論を受けることになる。それはそれで重要なことかもしれないが、私がここで主張している本筋に関しては、あえて乱暴な言い方をすれば、エンゲルやヤスパースという人物が歴史上存在しなかったとしても成り立つことであるので、考証学は、関心のある人たちにお任せすることにしたい。

この第4章の主張を、本書全体の文脈のなかで、まとめてみる。

✦✦✦✦✦　✦✦✦✦✦　✦✦✦✦✦

- 多元主義は「真実を知る方法についての多元主義」と「価値についての多元主義」に分かつことができる。
- 真実を知る方法についての多元主義の代表は了解／説明の区別である。
- 方法論的自覚のもとに了解／説明を区別することは、パーソナル記述／サブパーソナル記述の使い分けにデリケートになることとも軌を一にする。
- 価値についても、やはり多元主義が優れているかどうかは、方法についての多元主義の妥当性からは導けない。
- 価値についての多元主義を受け入れるか、あるいは価値については折衷主義のほうがよいと考えるかは、それぞれの人の価値観によって決まる。
- 精神医学において異なる価値観のもとにその実践をおこなう者は、それぞれの実践においてそれぞれが、パーソナル／サブパーソナルな語りの双方を用いることがある。そして、何に価値を置くかによって、語りのなかのパーソナル／サブパーソナルのウエイトが異なってくる。たとえば、人と人の実存的交流に価値を置いた実践をおこなう者は、結果としてパーソナルな語りのウエイトが増える。医学モデルにできる限り準じた標準的医療の提供こそ重要と考える者は、その語りのなでサブパーソナルのウエイトが増えることになる。

続く第５章では、「真実を知る方法としての多元主義」の有用性を、記述精神病理学への適用例を通じて、具体的に示していく。一方で、第７章では、本章では保留とした「価値についての多元主義」の有用性を「リカバリー概念」を例にとり、示すことができればと考えている。

第5章

記憶の精神病理学——概念デバイスの適用例　その一

「パーソナルな水準の記述」と「サブパーソナルな水準の記述」を使い分けることは、特に精神医学において重要である、ということをこれまで述べてきた。

本章では、記述精神病理学における症状の整理にこの原理を応用する。実は、精神医学の古典的な教科書では、すでにそのような区別はおこなわれていたのに、それが〝脳科学大衆化の時代〟のなかで失われている現状を描写する。

✦ターゲット文献

「記憶の神経心理学と精神病理学」

『臨床精神医学』四四（五）、六八七－六九一頁、二〇一五年。

まず、第2章で紹介した論文の一節を再度ここで引用することから本章を始めたい。[†1]

> 一つは、このような問題を考えるときには、脳や心についての伝統的な用語の使い方をすることが大切だという考えです。実は、この節の中でここまで括弧つきで「脳」と表示した部分は、あえて間違った語の使用法を行ってみました。脳の価値観、とか、利他的な脳とか、脳の責任、という誤った語の使い方を、レトリックとして用いるのはよいとしても、概念についての慎重な議論をするときには、用語を慎重に用いることが非常に大切であろうと、私は考えています。価値観や責任を持つのは脳ではなく人間であり、脳が利他的であったり利己的であったりすることなどは決してなく、利他的であるのも利己的であるのも人間です。
> このことで、議論の混乱が多少は解消されるでしょう。

この文章は、第2章のターゲット文献全体を土台からひっくり返す効果を狙ったものであるが、ここで述べている「あえて間違った語の使い方」とは、たとえは、「『脳』の価値観がある方向へと偏った」などの表現を指す。誤りを正すと、「その人の『脳』の状態がある傾向にあり、そのことと関連（相関）して、その脳を持つ『人』の価値観がある方向へと偏った」と述べることが正解になる。

なんとも回りくどい話ではある。しかし、素人向けの脳科学の本ではむしろ確信犯的にあえて間違った表現をするのはよいとしても、〝価値観〟や〝責任〟と関係する脳領域など、パーソナルとサブパーソナルのレベルの主張が交錯する議論のときは慎重を期すべき、というのが筆者の見解である。

このような誤りのことを「メレオロジカルな誤謬（部分を全体と間違える誤謬）」と呼ぶ。[†2] あるいは、もっと正確に言えば「異なる文脈で適用が許容されている用語を、別の文脈にアナロジーで安易に持ち込むことによる論理の破綻」ということになり、「カテゴリー錯誤」と呼んでもよい（第２章の註２を参照）。「メレオロジカルな誤謬」と呼ぶにせよ「カテゴリー錯誤」と呼ぶにせよ、いずれにせよ精神医学の内部での言説は、この種の誤謬があふれかえっている。これらを整理するだけでも、ずいぶんと精神医学における概念的混乱は整頓されるのは……？　というのが筆者の見解である。

では、ここから本章のターゲット文献を読み進めていく。

（はじめに）

精神病理学のキーワードの一つとして「記憶」を採りあげることには、違和感を持つ読者もいるかもしれない。二十世紀後半の神経生物学および認知心理学の発展により、「記憶の座」とその機構に関する生物学的解明は進み、短期記憶と長期記憶、エピソード記憶・意味記憶などの記憶の概念とその下位分類は精緻化された。現在、記憶は精神病理学の対象というよりは、神経心理学の対象であるという印象がすっかり定着している。ただし、ここで思い起こしておくべきことは、知覚、意識、思考なども同様であるが、記憶を含めた多くの精神病理学的基礎概念は、神経心理学的観点からも精神病理学的（現象学的）観点からも扱うことが可能である、ということである。[*1]

「ストレス」「記憶」は、それぞれ心の現象、脳の現象のどちらであろうか。

「ストレスは心」「記憶は脳」という連想が働いたとすれば、その人は、おそらくは〝無意識的な多元主義者〟である。一方で、ストレスも記憶も脳に結びつくとしたら、その人は〝生物学的教条主義者〃、ストレスも記憶も心と脳というコインの両面があるという連想が働いたとしたら、その人は〃折衷主義者〃の可能性が高い。本稿で私が目指すのは〃自覚的多元主義者〃へのいざないである。

〃自覚的多元主義者〃の立場からは、（ちょっと長いが）次のような主張になる――「ストレスも記憶も、心の現象、脳の現象の両面がある。ただ、ストレスは心の現象と考えるほうが有用である場面が多い。一方で、記憶は脳の現象であると考えるほうが有用な場面が多い。ただし、ストレスを脳の現象、記憶を心の現象と考えることで有用なこともある。さらに重要なのは、ストレスの場合も記憶の場合も、それぞれの脳の側面と心の側面は『コインの裏表ではない』ということである」。

たとえばJaspers『精神病理学総論』[2]では、主観的現象を扱う「現象学」の章でも、客観的な現れを扱う「客観的精神病理学」の章でも「知覚」の異常・障害が採りあげられている。ただ、このことを「同じ現象のコインの裏表である」というのは誤りである。たとえば、せん妄の場合、神経心理学・神経生理学的には「意識・覚醒」に関わるメカニズムの障害が想定されているが、主観的現象としては幻視など「知覚」の異常が前景に立つ。

このことは、記憶についても同様である。神経生物学・認知心理学などの理論は、脳をある種の記憶装置とみなし、その（仮想上の）装置の作動不全それ自体、およびその現れ（例：phonological loopの障害による言語性短期記憶課題での成績低下）を、「記憶の神経心理学的側面」と呼ぶ。一方で、（脳ではなく）「私が」「あなたが」「○○さんが」という、ある人が記憶についての語りとして語ること（例：「三年前の雪の日に一mもある大きな足跡を公園でたしかに見たんだよ！」）の中に現れる病理性を「記憶の精神病理学的側面」と呼ぶことができるだろう。後者は、その後の精査によって、結局のところ前者の結果であ

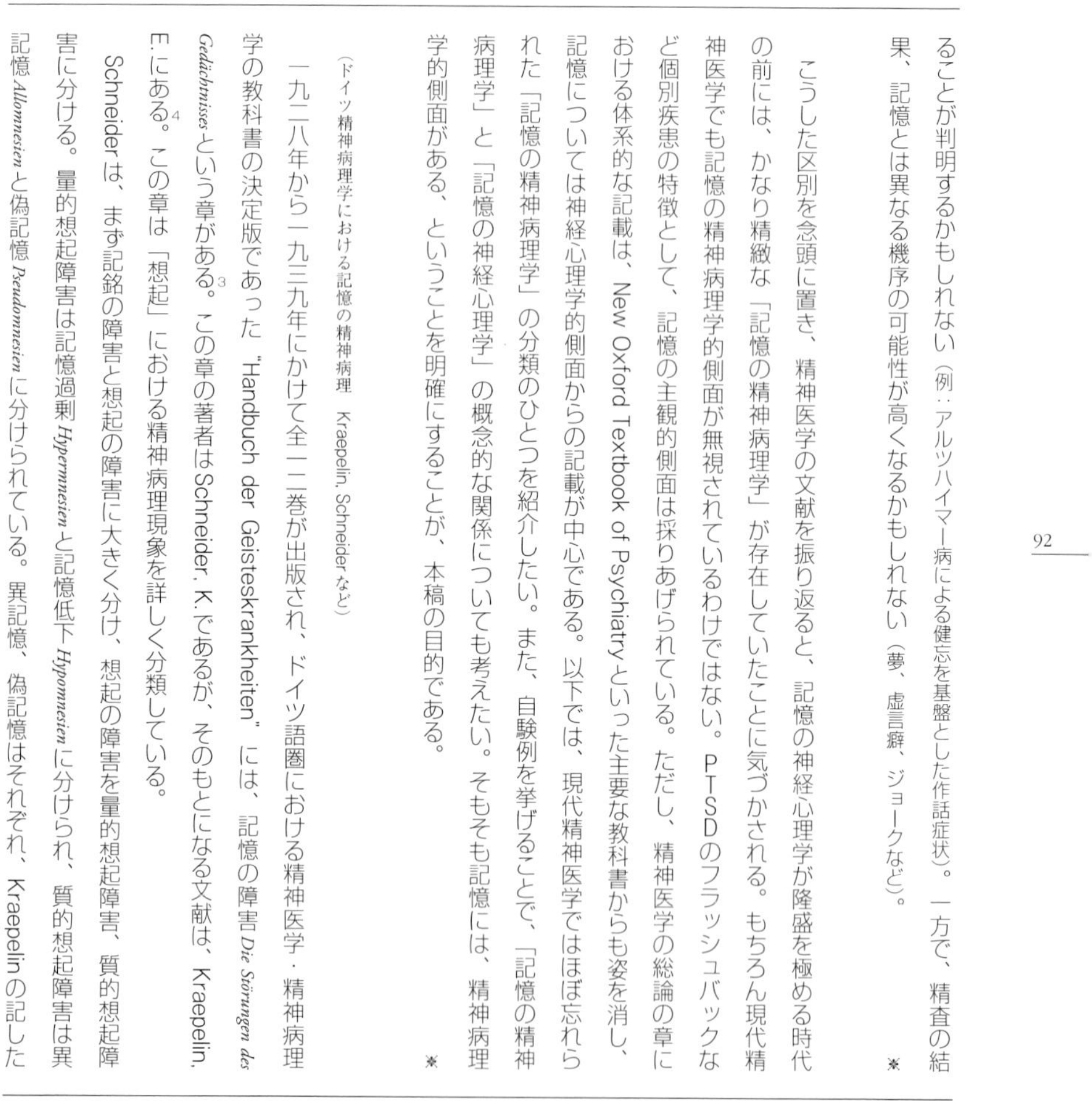
92

ることが判明するかもしれない（例：アルツハイマー病による健忘を基盤とした作話症状）。一方で、精査の結果、記憶とは異なる機序の可能性が高くなるかもしれない（夢、虚言癖、ジョークなど）。

※

こうした区別を念頭に置き、精神医学の文献を振り返ると、記憶の神経心理学が隆盛を極める時代の前には、かなり精緻な「記憶の精神病理学」が存在していたことに気づかされる。もちろん現代精神医学でも記憶の精神病理学的側面が無視されているわけではない。PTSDのフラッシュバックなど個別疾患の特徴として、記憶の主観的側面は採りあげられている。ただし、精神医学の総論の章における体系的な記載は、New Oxford Textbook of Psychiatryといった主要な教科書からも姿を消し、記憶については神経心理学的側面からの記載が中心である。以下では、現代精神医学ではほぼ忘れられた「記憶の精神病理学」の分類のひとつを紹介したい。また、自験例を挙げることで、「記憶の精神病理学」と「記憶の神経心理学」の概念的な関係についても考えたい。そもそも記憶には、精神病理学的側面がある、ということを明確にすることが、本稿の目的である。

※

（ドイツ精神病理学における記憶の精神病理　Kraepelin, Schneiderなど）

一九二八年から一九三九年にかけて全一二巻が出版され、ドイツ語圏における精神医学・精神病理学の教科書の決定版であった"Handbuch der Geisteskrankheiten"には、記憶の障害 *Die Störungen des Gedächtnisses* という章がある。[3] この章の著者はSchneider, K.であるが、そのもとになる文献は、Kraepelin, E.にある。[4] この章は「想起」における精神病理現象を詳しく分類している。

Schneiderは、まず記銘の障害と想起の障害に大きく分け、想起の障害を量的想起障害、質的想起障害に分ける。量的想起障害は記憶過剰 *Hypermnesien* と記憶低下 *Hypomnesien* に分けられ、質的想起障害は異記憶 *Allomnesien* と偽記憶 *Pseudomnesien* に分けられている。異記憶、偽記憶はそれぞれ、Kraepelinの記した

でにこの「綱渡り」がうまい比喩！）。

もちろん「脳とこころはコインの裏表」の比喩は真実の一端は捉えている。「幽霊は存在しない」のであり、脳の事象なくして（自然界の物理法則に逆らって）心の現象は生じない。しかし、この比喩を調子に乗って拡張し、主観的レベルでの「記憶」の裏に脳の「記憶回路」の事象があるということを当然とみなすようになるとやりすぎである。

想起変造 *Erinnerungsverfälschungen*、想起新造 *Erinnerungsfälschungen* にあたる。想起変造とは、想起内容が部分的に改変され、実際とは別様に想起されることである。例えば、過去のことを振り返った際に、実際の体験に対し、微小的、被害的、誇大的な修飾が混ざることが挙げられている。たとえば、うつ病の経過の中で、過去の体験が微小的、罪責的な修飾を加えられ追想される場合がこれにあたる。また、精神疾患とは関連無く、過去の体験が思い違いや思い込みによって、変造され想起されることもあるだろう（そもそも〝完全に正しい想起〟というものを想定すること自体が困難なことではある）。一方、以下でみる想起新造とは、想起内容が実際には全くもって体験されていないもので、新たに造られたものであり、記憶の捏造と呼ぶにふさわしいものである。

クレペリンやシュナイダーといえば、ドイツ精神医学の王道であり、「精神病理学」そのものの王道であるとも言える。第6章で「精神病理学とはなにか」について論じるが、私は現実の精神病理学が、精神医学の現状に対する健全なオールタナティブとはなっておらず、単なる懐古趣味に終始してしまっているように感じることがある。そこで、ここでクレペリン、シュナイダーといった立派な名前を持ち出して紹介する記憶錯誤の分類について、筆者が「よいと思う点」と「よいと思わない点」の双方を挙げておくことにしたい。

①よいと思う点――記憶障害には、記憶検査成績で評価される異常という側面に加え、それとは別の水準（パーソナルな水準）に「主観体験の異常」という側面があることを論じたこと。

②よくないと思う点――この分類で、パーソナルな水準における記憶障害が網羅されているとはとても思えないこと。つまり、何もクレペリンやシュナイダーに遠慮することはなく、現在の名もなき精神科医が大勢で知恵を出しあえば、もっとよい分類を思いつけそうな気がすること。

概念デバイス28

「脳とこころはコインの裏表」　こういう“うまい比喩”は、その比喩を思いついた時点でそれで論証が終わったと勘違いさせるほどの魔力をもっている。そういう意味で、丁寧に論証するのが難しい事柄に対して“うまい比喩”を思いついたときには「ご用心を！」。このような自戒をしようと思うときに、この概念デバイスを思い起こすとよい（そういう私もこのターゲット文献で結構たくさんの“うまい比喩”を使ってしまっているので、綱渡りで話を書き進めている。す

（想起新造の四型）

Schneiderの記憶論の基盤ともなったKraepelinは、想起新造を三型（単純性、連合性、同定性）に分けている。単純性想起新造 *einfache Erinnerungsfälschungen* とは、特に誘因なく、全くの空想産物が追想のように現れてくるようなものである。誇大妄想や作話があてはまる場合がある。連合性想起新造 *assoziierende Erinnerungsfälschungen* とは、実際に正しく知覚された外界の対象が、過去についての想起像に連合されることにより、知覚対象の（全体ではなく）個々の人や物が、自らの過去において何らかの役割をしていたと想起されるものである。同定性想起新造 *identifizierende Erinnerungsfälschungen* とは、現在の状況と体験の全体が、（個々の部分だけでなく）細部共々、過去に完全に体験したことがあると感じられることである。そして、想起新造の第四型とは、Pick. A.が、一九〇一年の論文で、Kraepelinの想起新造の三型に、「新しい型の記憶錯誤」として追加した重複記憶錯誤 *reduplicative paramnesia* である。[5] この第四型のみが、その後の精神医学史の中で数奇な運命を辿り、フランス精神医学に由来するCapgras症状と呼ばれる人物誤認との異同が議論され続け、今日の精神医学の症候学にもその名を残すことになった。[6] ここで、これら想起新造を伴う自験例を紹介する。

それにしても、この「記憶錯誤」症候学の分野は、クレペリン、シュナイダーに加え、ピック病にその名を残すアーノルド・ピックまでが登場してくる。「精神病理学が懐古趣味に陥ることはよくないことである」と先に述べたばかりであるが、私自身、うっかりするとその誘惑に負けそうになる。

94

る」の場合はわかりやすいが、「記憶する」「知覚する」「抑制する」などだと、そうはいかない。「基底核からの投射線維の活動が前頭前野○○野の第○○層の神経細胞の活動を抑制した」というのは正しい言い回しであるし、一方で「私は磁気刺激の治療を受けて、自分の左前頭葉の活動を一時的に抑制した」というのも正しい言い方である。こうした紛らわしい事態に対応するために、抑制（現象学）vs 抑制（脳科学）といった区別が有用となるのである。このデバイスの一般化が第7章で紹介する【概念デバイス：○○A vs. ○○B】である。

〈症例①　連合性想起新造を伴う症例〉[7]

入院時二十八歳男性、頭部外傷後の症候性てんかんの症例。生後一ヶ月に頭部外傷の既往あり。七歳に初回のけいれんを起こし、てんかんと診断されている。今回入院時の頭部MRIで左側の側頭・頭頂・後頭部にT1強調画像での低信号域を認め、脳波では左後頭葉、左側頭葉にてんかん性活動波の焦点を認めている。二十一歳、ゾニサミド二〇〇mg／日が開始され、発作は減少したが、治療開始二週間頃より、「盗聴されている」という訴えの精神病症状が出現した。ゾニサミド中止により精神病症状は消退したものの、以下に述べる記憶錯誤が出現し、その後も持続するため二十八歳時に入院となった。患者は、初めて会う病院職員を、以前にあった人物と確信していた。例えば、初めて会う医師に対しても「五年前、ここの病院の庭で間違いなくあなたに会いました、はっきりと思い出せます」と述べ、会ったという場所や時間についても詳細に述べた。その一方で患者は、病院職員の名前や他の属性については正しく認識していた。同様の誤認はテレビに映る俳優に対しても生じた。抗精神病薬を含めた薬物療法が行われたが、この記憶錯誤は持続した。

〈症例②　同定性想起新造を伴う症例〉[8]

入院時二十五歳男性、側頭葉てんかんの症例。二十一歳より複雑部分発作が出現し、側頭葉てんかんに対して薬物治療が開始された。二十三歳時に幻聴と妄想的な訴えが出現した。彼の訴えは、彼は二十一歳から二十五歳までの期間を五、六回繰り返し生きているというもので、この際限のない繰り返しを終わらせるために、二十四歳には二度の自殺企図がある。てんかん発作と、このような精神症状が持続するため二十五歳時に入院となった。患者は以下のように述べる。

「二十五歳まで、僕の人生は特徴のないものでした。働いて、週末には友人とドライブとカラオケに

がいデバ29

記憶（精神病理学）vs記憶（神経心理学）　同じ「記憶」であっても文脈によって異なることを意味することに注意を喚起する概念デバイス。本書全体の文脈に従ってもう少し厳密な表現をするなら「記憶（パーソナル）vs記憶（サブパーソナル）」となる。記憶（現象学）vs記憶（脳科学）でもだいたい同じである。前者は「わたしの記憶ではたしかに○○なんだけどなあ」という記憶で後者は「海馬の記憶回路が破綻して……」という記憶。

一般に、パーソナルな記述とサブパーソナルな記述は、日常言語の普通の使用法に立ち戻ると混線することはない。「『前頭葉が海馬を鍛える』なんて言い方はしないよなあ」と考えることで、メレオロジカルな誤謬を回避できるのである。しかしながら「鍛え

いって楽しみました。詳細は思い出せません。二十五歳時に私は彼女と結婚し、平穏に暮らしました。結婚後、これといったことはありませんでした。しかし、しばらくして、私は再び二十一歳で独身であることに気づきました。どの程度結婚していたかわかりません、しかし私は三ヶ月かその程度だったと思います。〈あなたの年齢が前に戻ったとき、他の人はどうなっていたのですか〉他の人も前の年齢にもどっていました。そして私は再び21歳から25歳までの間を再び生きました。再び私は同じ職につき、二十一歳で同じ女性と結婚しました。この終わりのないサイクルはすでに5-6回続いているのです。これは永遠につづくと確信しています。〈二十四歳時に自殺を試みた理由は〉この終わりのない繰り返しから逃れるためです。」

このような訴えは抗てんかん薬、抗精神病薬による治療で減ったものの、実際の年齢が二十五歳を過ぎて以降も持続した。

（症例③　Pickの重複記憶錯誤（第四の想起新造）を伴う症例）[9]

五十二歳男性、右前大脳脳動脈瘤破裂後の症例。突然の意識消失のために近医S病院に搬送され、くも膜下出血と右前頭葉、右基底核に脳内血腫を認めた。脳動脈瘤破裂の診断でクリッピング術が施行され、意識状態は徐々に改善した。発症から八ヶ月後、Kリハビリセンターに転院した。彼は人物把握や日時に関する見当識はほぼ保たれていたが、地誌的失見当を認め、病院内外で度々道に迷った。さらに患者は場所に関する重複記憶錯誤を認めていた。以下は患者との診察場面である。

〈この病院に来る前はどこにいましたか〉「リハビリセンターです」〈どんなところでしたか〉「この病院にそっくりです」〈スタッフについては〉「スタッフはここの病院の人達と同じではないです」〈そのリハビリセンターはここから近いのですか〉「遠いです」〈どうやってこの病院に来ましたか〉「看護師につられて」〈そのリハビリセンターに入る前はどこにいたのですか〉「S病院にいま

した」

患者は、現在いるリハビリセンター以外に、同センターとそっくりのリハビリセンターがあると確信しており、そこから移動してきたと主張した。病院に関する以外には重複記憶錯誤は認めなかった。約3ヶ月が経過し、重複記憶錯誤の症状と地誌的見当識の障害は徐々に消退した。

ちなみに、この症例③の「重複記憶錯誤」は、想起新造の四型のなかでは最後に追加された症候であるが、結果的に現在においても忘れ去られることなく残っているのは、この第四型である。その理由は、人物誤認症状の代表であるカプグラ症状と重複記憶錯誤の同一性を主張する研究者が現れたことによる。その主張の正否はともかく、いずれにせよそのことによって、重複記憶錯誤は「記憶錯誤」から「妄想性誤認症候群」へとその居場所を移すことになった。そうこうするうちに「記憶障害」のほうは、その神経心理学的理解が進んだため「記憶の精神病理学」の諸症状は忘れられていったが、重複記憶錯誤だけは神経心理学的理解が進んでいない「妄想グループ」の片隅に加わったことで、「精神病理学的症候」として生き永らえたのである。

症例①は、最近出会った人物を、過去に出会ったと主張するもので、Kraepelinの記した連合性想起新造に該当する。Capgras症状やFrégoliの錯覚といった、代表的な妄想性人物誤認症候群の分類の中にはこの症例の症状に該当するものはない。人物に関連する妄想的確信という点だけで、その訴えの構造が異なるにもかかわらず、妄想性人物誤認症候群と括ることは厳密さを欠くことをまず指摘しておきたい。この症例では、頭部外傷やてんかんを基盤として薬物療法と関連するかたちで生じているが、言語性記憶、視覚性記憶において中等度を超えない障害を認めていた。しかし、この想起新造について神経生物学的に納得のいく説明仮説を与えることは困難であった。症例②における訴えは、ある経験全体を繰り返しているというもので、より複雑で特徴的であった。側頭葉てんかん発作症状としてのdéjà vuとも似るが、déjà vuが漠然とした体験であるものと比べると、患者の体験は、彼の生活史のエピソードの細部に関わる、より詳細なものであり、自らをも包含して体験のすべてが繰り返すという訴えのかたちをとっており、Kraepelinの記す同定性想起新造に該当すると考えた。海馬傍皮質といった親近感に関わる領域がてんかん発作の焦点周辺にあり、繰り返すdéjà vu体験が結果としてこのような体系的な記憶錯誤の成立に至った可能性などを推測した。症例③では、右前頭葉・右基底核に出血性病変を認め、一つしかないはずの場所が複数あると訴える、場所に関する重複記憶錯誤を認めた。重複記憶錯誤に関わる局在病変は症例によって異なるが、本症例の場合、前頭葉機能障害を基盤とし、地誌的失見当識等も重なったことが、場所の重複記憶錯誤の症状形成に関与していた可能性を推測した。

（おわりに）

「記憶」というキーワードに関して、現在省みられることのない、想起の障害について、とりわけKraepelin-Schneiderの系譜を辿った想起新造について、症例を交えて紹介した。第四の想起新造として加えられた重複記憶錯誤は、脳損傷後にみられる症状として神経心理学的な立場から再度注目されることになったが、その他三つの想起新造（単純性、連合性、同定性）は、現在語られることは皆無に等しい。しかしそれは、実証的成果を踏まえた上で有用性を持たない分類であることが明らかにされたためではなく、記憶に関する認知モデル的理解が進むなかで、かたや注目されなくなっていったというのが実情だろう。そして現在の臨床場面このような想起新造の訴えは、精神病圏の患者にみられる場合は妄想（妄想追想など）として、脳器質的疾患に伴う健忘症候群を呈する患者にみられる場合は作話として捉えられているのだろう。あえてそれらを覆し、想起新造という概念に置き換える必要性を述べることが本稿の目的ではない。ただし、妄想や作話を含め一般に主観的精神症候は絶対的な定義が困難である以上、多角的な視座から捉えることの意義は大きい。そういう意味で、同一の症候を違った観点から捉えなおしてみることは、それぞれの概念を洗練させ明晰にすることに寄与するかもしれない。

繰り返しになるが、記憶を含めた多くの精神病理学的基礎概念は、神経心理学的観点からも精神病理学的（現象学的）観点からも扱うことが可能であるということが、本論での筆者らの主張である。想起新造の個別症例を神経心理学的に検討した結果、脳に関する理論からみれば、それは記憶の障害というよりは、他の認知機能の障害とみるほうが妥当であることが結果的に判明するかもしれない。ただし、だからといって、現象として、それが記憶の障害ではないということにはならない。主観体験として自覚される水準と神経心理学的に解釈、説明される水準は別であり、片方がもう片方を捨象することはもとより、同一の術語を使うなかで両者の水準を混同することや、不用意に置換することは避けなければならない。精神病理学の水準での「記憶の障害」と神経生物学・認知心理学の水準での「記憶の障害」は、ア・プリオリに同一なのでなく、個別症例の分析を通じて、あるいは、基盤となる神経科学や概念モデルの進歩によって、同一であることが、あるいは、同一ではないことが、ア・ポステリオリに、「発見」されるのである。すなわち、現象の記述と解釈は自覚的に区別される必要があるが、こうしたことが、あまりに曖昧にされている今日、記憶の記述精神病理学の歴史を回顧することは、意味があることではないだろうか。*2

以上、このターゲット文献が「メレオロジカルな誤謬の批判」や「パーソナル・サブパーソナル二視点論」の精神医学への応用例であることはおわかりいただけたかと思う。

私ごとになるが、私が精神科医になって間もないときに書いた論文が、「知覚の障害」についての論文であり、本論文と同一の構造をとっている。[†3] 知覚には、記述によって、主観としての知覚と、モデルとしての知覚があることを述べて、それらがコインの裏表でないことを述べた。その論文もヤスパースの教科書の各論の構成（現象学と作業心理学の区別）から着想を得たものである。

当時、同僚とおこなった議論で記憶に残っていることがある。ある症例について、その方は全盲であったのだが、本人曰く「さまざまな風景や模様が見える」ということであった。精神医学的にはシャルル・ボネ症候群として知られる有名な症状であり、一般には幻覚の一種として理解されている。ところが、このとき私の同僚は、本人には知覚（視覚）が欠如しているのであるから、この症状は幻覚ではなく何らかの「表象」の障害とすべきではないか、ということで悩んでいた。

症候学に詳しくない方のために若干の補足をすると、幻覚とは「対象なき知覚」と定義されているので、異常な知覚ではあるが知覚の一種と一般に考えられている。それに対して、「表象」は知覚ではなく、大雑把な言い方をすれば「イメージ」である。同僚のこの悩みを聞いたとき、私は、これは症状の理解（「説明」にせよ「了解」にせよ）という重大な部分でなく、言葉のレベルでの些末な混乱ではないかと感じた。そこで、この同僚の悩みに対して、私なりに考えた答えは以下のようである。

その患者さんが「見える」という表現を用いているのであれば、それは「知覚」（あるいは知覚の障害）としておけばよい。一方でその患者さんが「こころのなかに浮かんでくる」などといった表現を用いているのであれば、それは「表象」（あるいは表象の障害）としておけばよい。そのことは、その患者さんが盲であるかどうかとは無関係であり、またシャルル・ボネ症候群について考えられる病態仮説（外界からの視覚入力の遮断による「解放現象」などの仮説）とも無関係である。

　つまり、幻覚の古典的定義「対象なき知覚」の「知覚」という語はパーソナルな記述についての語である、と理解したうえで、パーソナルな水準での分析に徹するべきなのである。その一方で、その病態を考えるときには、サブパーソナルな言い回しに切り替える。すなわち「表象システム」や「視覚系路」といった語を用いて語ればよい。ただし、知覚（この場合は視覚）は、パーソナルな記述にもサブパーソナルな記述にも両方登場する語であるのでその混線には重々に注意する（ヤスパースの教科書の各論部分はそうした混線が生じないように構成されている！　さすがである）。

　最終的に、パーソナルなレベルでの患者の語りのなかの「見える」が、サブパーソナルの語りのなかの「視覚系路」の破綻に対応するのか、そうではなくて「表象システム」の破綻に対応するのかは、（ｆＭＲＩでこの症状に伴ってどの脳領域が賦活するのかといった多様な証拠をもとに）科学が明らかにしていくことであり、ア・プリオリに前提とされることではない。

　その当時は、そのような主張をする意義は今よりは乏しかったと思う。なぜなら、「主観的側面」は精神病理学を専門とする人がその内部の言葉で論じていたし、「客観的側面」は認知科学を専門とする人たちがその内部の言葉で論じていたからである。つまり、それぞれの内部では一定の整合性があったのである。ガミーの言葉で言うなら教条主義の時代である。

　ところが〝脳科学大衆化の時代〟という現代（ガミーの言葉でいうなら折衷主義の時代）において、これらの用語が混線して用いられるようになっている。この時代には、この混線を解消する努力が大きな意味を持つと思う（ガミーの言葉でいうなら多元主義の時代とする努力）。

実際、精神科医になって間もない頃に私は、そうした混線が起これば面白いなあ、と思って、「メレオロジカルな誤謬」によって概念が大混乱を起こす仮想的状況を、半ば冗談でエッセイにした。

> 考えること、例えば「今日は天気がよいので散歩にでもでかけようか」と考えること、この「考える」の主語は何だろうか。私が考える、……中略……脳が考える。というわけで、とりあえず「脳」もその候補の一つだろう。では脳はどうやって考えるのか。全体でか、部分部分が別々にか、脳の一部分は考えるが他の部分は考えないのか……。この問いに答えるためには、脳がそのさまざまな場所で損傷を受けたとき、「考えること」はどのように変わるのか（あるいは変わらないのか）を知らねばならない。そこで「考えること」の神経学が要請される。
>
> ……
>
> このような著書を読むという特殊な認識的状況のもとで、心的事象を表す語も脳内の物理的現象を表す語もごちゃまぜに使うことが、意識的にではなく、自然に読者に生じた場合、そのような読者にとってはデュアリズムは実質的に乗り越えられてしまっているのだろう。[†4]

ところが、今、現実にそういうことになって、この私の冗談は笑いごとではなくなっているのである。たとえば、ＡＤＨＤの注意散漫と、注意に関する認知理論との対応関係について、皆さんは同一か否かという発想をもったことがあるだろうか。この対応関係はア・プリオリに成立しているのではなく、ア・ポステリオリに発見されるのを待っているのである。

第6章 精神病理学とは

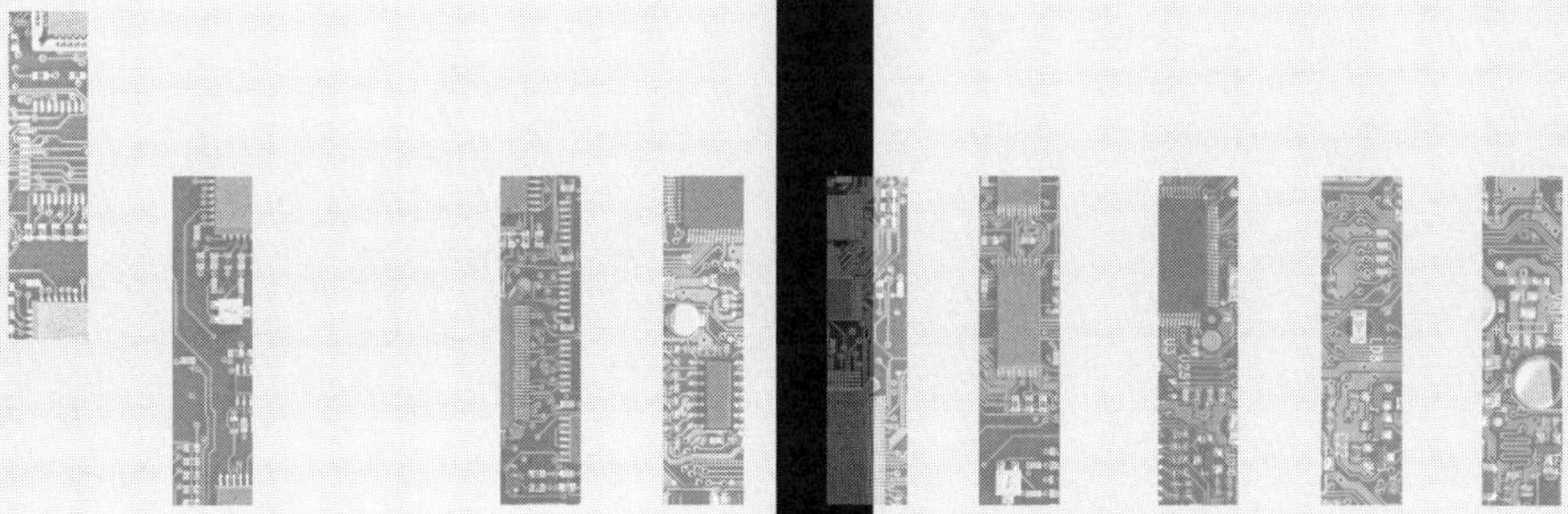

生物学的精神医学優勢のなか、劣勢の精神病理学であるが、「精神医学の王様である」などの力みを捨てて、「オールタナティブズ」としての自由な学問スタイルがよいのでは、という提案。多元主義の応用例のひとつである。

✦ターゲット文献

村井俊哉「精神病理学の今後の可能性」

石郷岡純・加藤敏編『薬物療法を精神病理学的視点から考える —— Power Mook 精神医学の基盤（1）』〔学樹書院、二〇一五年〕二一〇－二一六頁。

（はじめに）

本稿〔ターゲット文献「精神病理学の今後の可能性」〕では、精神病理学の今後の可能性について筆者の見解を述べてみたい。筆者自身、一般精神医学の臨床や研究の中で、精神病理学の様々な学説から学ぶ機会は多々あったが、精神病理学の特定の学派に深く関わってきたわけではない。むしろ、以下で述べるように精神病理学と対置されることの多い生物学的精神医学のほうに関与してきた。そのような立脚点を持つ一人の精神科医の見解として、読者の皆様のそれぞれの背景・視点から、本稿の考察を吟味いただけることを願う。

本稿は二部の構成とし、その前半では、精神病理学という用語が何を指すのか、ということを考える。精神病理学の輪郭を明らかにしていくことが、精神病理学の今後の可能性への示唆を与えると考えるからである。前半の議論をもとにして、後半で本論、すなわち、精神病理学の今後の可能性について考える。

さて、ここで扱うのは、精神医学のなかのサブ・スペシャリティとしての〝精神病理学〟である。精神薬理学などと比べて概念の輪郭がはっきりしない。この概念デバイスの「卵」を使える概念デバイスにするのが、本章の目的である。使える概念デバイスの「使える」という言葉には、筆者はいくつかの意味を持たせている。

〝精神病理学〟の概念がクリアーになれば、そもそも医学教育で精神病理学を教える意義があるのか、教えるとしたら年間何コマぐらいがよいのか、どんな授業構成にしたらよいのか、といったことの議論の土台となるだろう。そういう意味で「精神病理学」という概念は使えるものとなる。

もうひとつの意義は、精神病理学者のアイデンティティのためである。この学問をやっていると自称している人は、「そもそもこんなことをやっていて何かの役にたっているのか？」という一抹の不安を持っているように見える。

そうした自嘲気味の発言はそれ自体が精神医学の奥の深さとなっており、多様な価値観を備えた患者と対峙する精神医学のプロフェッショナルのなかにそうした自嘲・自虐を言葉にできる人たちがいることは、心強いことではある。私自身がこの業界で心から尊敬できる何人かの先輩も、自分のやっていることに自信満々な人たちというよりは、むしろそのような自嘲・自虐を口にできる人たちである。

とはいえ、みずからの〝サブジェクトマター〟を明らかにすることは大切である。このことは、冒頭で、精神医学一般について述べたことと同じである。クリアーかつ納得のいく「精神病理学」概念を定義することができれば、それは、精神病理学者が自らのアイデンティティを確認するうえで使える概念である、と言える。

〈精神病理学とは？〉

本書〔ターゲット文献『薬物療法を精神病理学的視点から考える』〕全体は精神病理学と薬物療法の関係をテーマとしているが、この精神病理学という用語が何を指すのかがそもそも自明ではない。精神医学と関連し、その基礎となる諸学問には、精神病理学以外にもさまざまなものがあるが、たとえば精神薬理学、認知心理学、神経画像学などの場合、もう少しその輪郭ははっきりしている。

定義がはっきりしない精神病理学の概念の輪郭をはっきりさせていく手順として、筆者の念頭に浮かんだのは次の三種類ある。一つ目は、古今東西の専門家が精神病理学という言葉にどのような定義を与えてきたかを文献的に渉猟、網羅的に列挙していく方法、二つ目は、筆者の周辺でその言葉がどのように使われているかを辿っていく方法、三つ目は、筆者の見解としてトップダウン的に定義を与える方法である。これら三つの手順はそれぞれのメリット・デメリットがあるが、本稿の前半では、これら三つの方法のうちまず第二の方法で「精神病理学」の概念を掘り下げ、その上で第三の方法で筆者の定義を提案してみたい。第一の方法が学術的には最も正統な手順だろうけれども、古今東西の古典文献を網羅しても、この本〔前掲〕の読者として想定される現代日本の精神科医療に関心を持つ方々にとって、その体感に近い議論にはならないだろうと考えて、変則的な方法を採用することにした。すなわち、日本の（特に筆者の周辺の）精神科医の間で精神病理学という用語がどう使われているかということを、筆者の記憶から、また専門学会の演題を見渡すことで、検討してみる。したがって、以下の見解は筆者の予備知識・視点・意見のバイアスが相当にかかったものとして読み進めていただきたい。

英語のpsychopathologyは、精神疾患にみられる精神症状のことを指す場合と、そのような精神症状を記述、分析、理解する学問を指す場合がある。日本語の訳語を充てる場合には、前者の文脈では、精神病理あるいは精神病理現象、後者の文脈では精神病理学とすることが多い。ここからは、後者の精神病理学についてのみ考えていく。

その場合、精神病理学をさまざまな精神現象を記述・分類・整理していくことに専念する学問であると考える見解と、何らかの理論的道具立てのもとに精神現象の分析や理解に力点を置く見解がある。後者の立場をとる精神病理学者は、前者の立場を記述精神病理学と呼ぶことで、自らの立場と区別しているように思われる。一方で前者の立場をとる精神病理学者は、精神現象の分析や理解を過剰に推し進めることに対して、特に思弁的な議論に対して、批判的・懐疑的であり、後者の立場を精神病理学の枠外にあると考える傾向があると思われる。

しかし、おそらく日本の精神科医の間で、精神病理学や精神病理学者という用語でイメージされているのは、純粋な記述精神病理学の範囲にとどまらず、何らかの理論的背景のもとにその分析や理解も試みるそういう学問、研究者であるように筆者には思われる。そこで以下では、精神病理学を後者のようなものとして考えていく。

精神科医にとっては、このターゲット文献の背景文脈についてこれ以上解説は不要だろうけれども、事情通でない読者に向けて、さらに背景文脈を補足する。

精神医学が現代の状況になるまで、精神医学の医学化はそれほど進んでいなかった。他の科の医者は精神科医を自分たちと同じ医者とはみなしていないところがあったし、精神科医の側もそういう評価をある程度自然に受け入れていた。

そういう時代に、精神科医の「医師らしくない活動」の代表が「精神病理学の古典文献の解読（お勉強）」だったのである。他科の医者からみると、「難しそうなことをやっていてすごいですね」という敬意の念と、「哲学もどきのことをやっていて何かの役にたつのですかね」という見下しの気持が相半ばしていたと思う。

精神医学の医学化が生じてこの状況が変わったときに、精神科医がとる選択肢はいくつかに分かれた。一部の者は「お勉強」を意義のないものとして止めてしまった。一部の者はＥＢＭや神経科学よりは意義が乏しいが、念のため補足的に知っておくべき教養として時間を制限して「お勉強」を続けた。一部の者は「お勉強」のなかから健全な部分（現代精神医学のスタンダードと合いそうな部分）のみを取り出して、「お勉強」を続けた（記述精神病理学など、いまから考えると筆者自身はこのタイプだったかも）。それ以外の者は、これまでどおり「お勉強」を続けた。

ここまで絞り込んできても、まだ精神病理学は明確に定義されたとはいえない。なぜなら、精神症状・精神病理現象・異常心理学現象の分析・理解に際しどのような方法・理論を採用するかという点においていわゆる「精神病理学」には一定の傾向がみられるからである（ここからは、日本の（特に筆者の周辺での）精神病理学のことを、「精神病理学」と鍵かっこつきで表現する）。たとえば、妄想と関連する大脳皮質体積減少部位の解析は、「精神病理学」とは呼ばれず、神経画像学と呼ばれ、広い意味では生物学的精神医学と呼ばれている。すなわち神経画像や遺伝子解析など生物学的方法による精神現象の分析・理解は、「精神病理学」という用語の通常の使用法からは外れているのである。

生物学的研究を、その外部に置くかたちで精神病理学を定義しようとするなら、たとえば次のようなフレーズが考えられるかもしれない。「精神現象を、生物学のような精神現象の外の体系に還元するのではなく、精神現象それ自体の内部での理解を試みる学問である」。これはなかなか気の利いた定義にも思えるが、この定義でもまだ問題がある。なぜなら、「精神現象それ自体の内部で」という表現があいまいだからである。「精神現象それ自体の内部で」という言葉を狭くとれば、そこに残ってくるのは、素朴心理学・常識心理学的理解のみということになるだろう。しかし「精神病理学」という語で通常理解されているのは、素朴心理学方法にとどまってはいない。少なくとも、精神分析諸理論に基づく精神症状の理解は「精神病理学」に含まれている。すなわち「精神病理学」の基礎には、一定の抽象度を備えた何らかの理論やモデルが存在するのである。

かといって「精神病理学」の基礎として認可される理論的枠組みは、何でもよいというわけではない。先に述べたように神経画像学などの生物学的説明は通常そこから除外される。では、どのような種類の理論的枠組みのもとで精神病理現象を理解しようとする場合、その探究は「精神病理学」的探究と考えられているのだろうか。関連学会の演題を通覧してみると、たとえば、精神分析諸理論、人間学・現象学諸理論はそこに含まれているように思われる。一方で神経画像学、分子遺伝学などは、そこに含まれない。

※

（認知心理学はなぜ「精神病理学」の外部に置かれるのか？）

微妙なのは、認知心理学である。たとえば、自閉症の病態基盤として「こころの理論」と呼ばれる情報処理能力の障害を仮定し、そのような障害をもとに自閉症に伴うさまざまな精神病理現象を説明していくような場合である。あるいは、遂行機能障害と呼ばれる認知機能障害を仮定し、そこから統合失調症の陰性症状の一定の部分を説明していくような場合である。

これらを「精神病理学」を基礎づける学問に含める立場の人もいるが、含めない立場の人のほうが多いように思う。そのように境界に位置する認知心理学について、なぜそれが「精神病理学」の基礎理論に含められないのかを考えていくことで、「精神病理学」の特徴が明確になるように思う。

以下、認知心理学が「精神病理学」の基礎理論に含まれない理由の可能性を、筆者なりに列挙してみた。

一、認知心理学は新しい。
二、認知心理学は英米圏主導で発展した研究領域である。
三、認知心理学は生物学的精神医学（今日の精神医学の主流）が好む心理学理論である。
四、認知心理学は神経科学と相性がよい。
五、認知心理学は還元主義的である。
六、認知心理学は実験的手法をとる、すなわち実証的である。
七、認知心理学は臨床的でない。

概念デバイス30

伝統的精神病理学　レトロ・デバイスのひとつ。日本の精神医学の伝統のなかでは、私の見聞きする範囲というバイアスがあるが、伝統的という言葉に、英米圏よりは独仏圏の、という語感が内包されている。

八、認知心理学は治療的でない。

これらの裏返しが「精神病理学」の基礎を成す学問の特徴ということになるのでは、というのが筆者の考えである。すなわち、

「精神病理学」（の基礎学）は、

一、学問の伝統が古い。

二、非英米圏（特にドイツ語圏やフランス語圏）の伝統で発展した研究領域である。

三、今日の精神医学の基礎理論としては傍流にある。

四、神経科学との相性はよくない。

五、還元主義的ではなく全体論的傾向を示すことが多い。

六、実証的手法に重きを置かない傾向にある。

七、臨床的である。

八、治療的である。

（「精神病理学」の特徴は？）

筆者の個人的見解を多分に含んだ本稿全体の中でも特に上記の箇条書きは、その傾向が強いことをお許しいただきたい。しかし、こうした列挙から「精神病理学」とは何かということをうまく定義できるのではないかと筆者は考えるので、以下それぞれの論点について順に考えていきたい。

一、「精神病理学」は学問の伝統が古いか？

フロイトやビンスワンガーという名前を思い浮かべれば確かにそうである。しかし、関連学会の演題をみると、国内外の新しい理論や概念を積極的に取り入れようとする傾向も盛んである。したがっ

てより正確に表現するなら、「古いものも大切にする」ということではないかと思う。認知心理学や、evidence-based medicine（EBM）の場合、古い仮説やデータは、より優れた仮説やデータが登場すれば、それらに置き換えられ、放棄されていく。それに対して、精神分析学や現象学など「精神病理学」の基礎学では、古い考えが簡単に棄却されていくことはない。

二、「精神病理学」は非英米圏の伝統と親和性があるか?

たしかにその傾向は若干あり、独仏語を中心とした英語以外の古典文献がこの分野の専門家によって広く学ばれている。しかしそれは単にこの分野の研究者の英米嫌いということではなさそうである。むしろ、精神医学を含めた今日の医学・自然科学の趨勢が英米主導で推し進められている状況にあって、1の論点で述べたような「古いものも大切にする」姿勢が、生物学的精神医学などと比べて非英米圏の伝統を相対的に尊重する傾向につながっているのではと考える。

精神科医になったばかりの頃、「古典文献の読書会（精神病理学のお勉強）」としてドイツ語やフランス語の難解な文献を一行一行読み解いていった日々を懐かしく思い出す。「それが今、役にたっているのか?」と問われれば、私自身の「メインストリーム精神医学」における活動に役にたっているとはとても言えない。メインストリーム精神医学の修練という観点からは、むしろもっと実用的なことに自分の時間を割くべきだったとさえ思っている。

しかしながら、このあと述べる〝オールタナティブズ〟の一角で私自身活動しているという自負がある（そもそもこの著書自体、メインストリーム精神医学での活動とはとても言えないだろう）。そして、その活動には、本流から外れた思考法や語り口を学んだことは十分生かされているように思うのである。

三、「精神病理学」は今日の精神医学において傍流にあるか?

これは冒頭に述べた筆者の立ち位置からの見解であるが、今日の精神医学はバイオサイコソーシャル・モデルという諸理論の間での平等性を強調する観点を採用しているが、現実には生物学的精神医学の優位のもとで展開している。[1,2]「精神病理学」の基礎学として考えられている精神分析学や現象学は、自然科学の一角としての生物学というよりは、むしろ人文系の学である。その意味で、好むと好まざるとにかかわらず現実問題として、現代精神医学では、これら人文系の学に立脚する「精神病理学」は確かに傍流の位置にあると考える。ただし、「傍流」という表現に筆者はポジティブな意味を込めたいと考えていて、そのことは後に述べたい。

四、「精神病理学」は神経科学との相性がよくないか?

上記の論点と重なるが、「精神病理学」の基礎学は主として人文系の学である。したがって、神経科学との相性はよくない場合が多くなる。

五、「精神病理学」は全体論的傾向を示すか?

生物学的精神医学との対比ということで考えれば、全体論的な傾向が強いとはいえるだろう。ただし、「精神病理学」が、反・還元主義的、全体論的という点で足並みがそろっているかというと必ずしもそうではない。たとえば精神分析理論の多くは全体論的ではないと思う。すなわち、総じていえば全体論的傾向を持ちながら、しかしながら、その内部では、全体論から還元主義へと至る一つのベクトルの上で、多様性があるということである。理論の根幹部分におけるこのような多様性も「精神病理学」の一つの特徴であり、その点を考慮すれば、「精神病理学」と呼ぶよりも「精神病理諸学」と呼ぶほうが相応しいようにも思える。

六、「精神病理学」は実証的手法に重きをおかないか？

精神病理学が基礎を置く諸学はたしかに実証的な方法を採択しないものが多いが、実証的手法への懐疑は、ある時代（DSM-III登場の一九八〇年代頃）までは、「精神病理学」にとっての主要な特徴ではなかったのではと思う。しかしながら、操作的診断基準およびEBM思想の精神医学への浸透を通じて、「実証的手法は万能ではなく特に精神医学のように心を扱う学ではそうである」という主流へのアンチテーゼとしての主張として、「精神病理学」のこの側面が強調される傾向が強まってきたのではないかと考える。

七、「精神病理学」は臨床的か？

精神病理学は臨床に立脚した学問であるという見解を、筆者は耳にすることが多いが、たとえば精神薬理学の専門家は自分たちこそ臨床的であるというだろう。その場合、精神病理学の側と精神薬理学の側は、それぞれが「臨床的」という言葉に異なるニュアンスを込めているのであり、どちらが臨床的かという水掛け論を続けるよりも、そのニュアンスの違いについて考えてみるほうが重要ではないかと思う。「精神病理学」の側で、「臨床的」という言葉に込められていることの大きな要素は、おそらく、患者というひとりの人間を臓器や分子に分解せず、患者全体としてみる、という視点のことではないかと思う。その意味では、上記五の論点と共通する。また、五の論点と共通するゆえに、この論点についても「精神病理諸学」の内部でのばらつきもある。

※

る本書の趣旨からすると、「臨床的」という言葉を発する際に、専門家は、前者の対象概念をできるだけ暗示しないような物言いをするほうがよいことになる。もっと正確に言えば、別に前者ののような意味で「臨床的」という語を使ってもよいが（つまり「臨床的」にハートマークをつけてもよいが）、その場合は、ハートマーク付きでウェットな語りをあえておこなっている、という自覚をもっておこなうべきである。

八、「精神病理学」は治療的か？

これは上記七の論点と同様である。

（「精神病理学」の定義）

以上のような考察を通じ、「精神病理学」の内部でのそのような足並みの不揃いも考慮した上で、「精神病理学」の定義を以下のように筆者は考えてみた。

『精神病理学』とは、以下のような諸理論を基盤として、精神病理現象の記述・分析・理解を目指す学問である。その諸理論とは、（英米主導の比較的新しい伝統に立脚し、今日では精神医学の本流となっている）自然科学（特に神経科学）諸理論には収まりきらない人文社会諸学を中心とした諸理論で、そのすべてではないが多くは、還元主義というよりは全体論的な傾向を持ち、実証主義的傾向は弱い。『精神病理学』はそれら諸理論の間での不整合を許容している（そのため『精神病理諸学』と呼ぶのがより正確である）。また、そのような諸理論を前提とすることによる付随的特徴として、『精神病理学』は、人間を全体として見るという臨床的・治療的視点を重視する傾向を持つ」。

加えて、「精神病理学者」の営みには、そもそも「精神病理学」とは何であるか、さらには精神医学とは何であるか、といった、メタレベルの議論が含まれているように思われる。

（「精神病理学」の今後の可能性）

上述のような「精神病理学」の輪郭・定義からすると、精神病理学の今後の可能性についても、神経科学・EBMとの関連を考慮せずに考えていくことは難しいように思う。ただ、ここで問題となるのは、その関連がどのような性質のものであるかという点である。筆者の念頭に浮かぶのは以下の四つの可能性である。

がいデバ31

「臨床的」　精神医学におけるさまざまな理論や研究報告を見ていると、「臨床的」なものとそうでもないものがある。ただし、ここで注意すべきは、「臨床的」vs「臨床の役にたたない」、「臨床的」vs「臨床以外の目的に役にたつ」という、暗示される対象概念が異なる文脈で「臨床的」という語が用いられていることである。前者の文脈では、「臨床的」でないことは「悪いこと」である、という意味が潜在的にこめられているが、後者ではそうではない。事実に関する主張と価値に関する主張をなるべく分類していこうとす

一、神経科学・ＥＢＭへの対立項としての立ち位置をとる。
二、神経科学・ＥＢＭとの融合を目指す立ち位置をとる。
三、神経科学・ＥＢＭを俯瞰的位置から見る立ち位置をとる。
四、神経科学・ＥＢＭへのオールタナティブとしての立ち位置をとる。

もっとも、神経科学・EBMは一体ではなく、神経科学的ではないEBMもあれば、EBM的ではない神経科学もある。しかし、今回の議論ではその点は度外視し、上記４つの可能性について、以下、順に筆者の見解を述べていきたい。

本論の論点からは逸れるが、ここで「度外視」すると述べている神経科学とＥＢＭの違いについて簡単に触れておく。

その違いは、前者が「基本的真理、実体としての物（遺伝子など）など、現象の本質の発見を目指している」のに対して、後者は「〝有用な関係性〟を知ることができればそれでよいとしている」点にある。この議論は、日本において、基礎研究と臨床研究のどちらを奨励すべきかどうかという議論など、医学一般で広く論じられている話題である。

両者の研究手法は一長一短である。現実問題として、実体としての物を探求する研究は、ハイリスクハイリターンの賭けのようなものである。大きな成果が得られることは滅多にないが、ただし、いったん発見されれば、発見された「物そのもの」が楔となって、圧倒的な力で科学を進歩させる（ｉＰＳ細胞という「物自体」の作成など）。一方で、後者の臨床研究は、正しい手順を踏んで行えばその都度何らかの成果は得られる。こうした成果も、もちろん科学や人類の健康・幸福の推進にとって重要である（どのぐらいの睡眠時間が人の健康にとって最適であるかの疫学研究など）。ただし、「物そのもの」の発見とは異なり、爆発的な波及効果にはつながりにくい。

一長一短であれば、両方の研究をバランスよく進めればよいというのが優等生的回答になるが、現実の問題として、研究費をどのような比率で配分するのがよいのかという「政治的」な駆け引きにもなる。さらに、科学一般・医学一般でこの比率を決めれば済む話ではなく、精神医学という領域でこの配分はどの程度が適切かということも論点となる。現実の精神医学では、他の医学の分野と比べて「物そのもの」の発見のブレイクスルーがこれまで少なかったことを根拠に、臨床研究を推進すべきという意見もありうる。一方で、「ブレイクスルーが少なかったのは、これまでそこに研究費や人材を投下してこなかったからであり、だからこそもっと基礎研究を推進すべきだ」という論の組み立て方もある。

（1　神経科学・EBMへの対立項としての精神病理学）

この立ち位置は、Psychiker精神論者とSomatiker身体論者という二項対立に始まり、最近までもっとも一般的にイメージされてきた「精神病理学」の立ち位置であろう。もっとも、「精神病理学」の専門家の多くは、このような安易な対立構図についての賛否を聴かれると、そのような理解は誤りであり事態はもっと複雑であると答えるに違いない。しかし、その一方で、たとえば「あの大学では『精神病理学の大家が引退された後、生物学一色になってしまった』などといった、両者をシーソーの両端に対置したような言い回しがよく聴こえてくることを考えても、生物学（あるいはEBM）と「精神病理学」は、互いに対峙するものとして潜在的に多くの精神科医によってイメージされているのではないかと思う。

では、このような立ち位置が、今日そして未来において、過去より栄えるか、あるいは、そうではなくなるか、という点において、筆者は、次第に勢力を弱めていくのではないかと考えている。

過去においては、精神科臨床において、生物学的精神医学の領分と「精神病理学」の領分は、今日よりはもっとはっきりしていた。たとえば、どのような病態を持つ人には薬物療法を行い別のどのような病態を持つ人には精神療法でかかわるのかということが過去のほうが明瞭であったように思う。しかし、現代精神医学はバイオサイコソーシャル・モデルの体裁をとった生物学的精神医学の時代であり[1,2]、治療の例をとっても、多くの精神科医は、少なくともフォーマルな場での発言としては、デフォールトの回答として、薬物療法と精神療法は組み合わせて用いるのがよい、と述べる。このようなバイオサイコソーシャル・モデルの優位は、なかなか揺るがないだろうと筆者は感じるので、そのような時代に、反・生物学的精神医学の立場を堅持することは非常に困難ではないかと考えている。

(2　神経科学・EBMとの融合を目指す精神病理学)

現代そして近い未来、おそらくはこの立ち位置の精神病理学が拡大していくのではないかと考える。この方向はさらにいくつかのサブタイプに分かれるであろう。一つ目は、先に述べたような認知心理学や情報処理理論など神経科学と相性のよい学問を間に挟むかたちで、精神病理現象と神経科学をつなぐ方向性である(②a)。これは、ある意味、今日、精神医学でもっとも正統とみなされているアプローチである。神経経済学、道徳神経科学、神経美学などの名称で人文系諸学問と神経科学をつなぐ試みが一種のブームになっているが、このような文理融合的・学際的アプローチを、精神病理現象に適用していくのが、その方向性である。二つ目は、神経科学と相性のよい学問を間にはさまずに、神経科学との相性がかならずしもよくない基礎理論を通じて精神病理学と神経科学とを大胆に接続する方向性である（②b）。たとえば神経精神分析neuropsychoanalysis[3]などがその典型であり、そこでは精神分析理論を介して「精神病理学」と神経科学の接合をはかることになる。三つ目は、精神病理現象の背景に、バイオサイコソーシャルの多次元にできるだけ多様な要因を想定し、その現象を（主として統計的手法を用いて）解析・理解していこうという方向性である（②c）。バイオサイコソーシャル・モデルの折衷性を反映し、明確な仮説やモデルなしに研究が企画されることも多く、多数例研究で実証的に得られたデータからその都度、精神病理現象を説明・解釈するという手法をとる。この場合には、EBMの大きな傘の下で、精神病理学は、主として記述精神病理学の役割を担当することになる。

精神病理学をもその傘下に収めた巨大な神経科学は、今日の生物学的精神医学の目指すところであり、すなわちメインストリーム精神医学が掲げる目標である。一方で、筆者の思い描く「〝精神病理学〟のあるべき姿」は、この次の次に登場する〝オールタナティブズ〟である。

※

（3　神経科学・EBMを俯瞰的位置から見る精神病理学）

先に、「精神病理学」には精神病理学とは何かを考えるメタ的側面もありうるということを述べた。精神病理学とは何かということ、そして神経科学や生物学的精神医学との関係について考えることは、もう少し広げていえば、精神医学とは何かを問うことである。このような立ち位置は、精神病理学と呼ぶのではなく、精神医学の哲学、などとして別個に扱うのが正しいのかもしれない。しかし、さまざまな方法論を用いて精神医学研究に従事する精神科医の中で、概念的なことを扱うことにもっとも秀でているのが「精神病理学者」であることはおそらく間違いなく、今後、こういった領域にもっと

がいデバ32

メインストリーム精神医学　「何をもって主流派とするかは、人それぞれである、私の考える主流派はこの立場である」という意見もあるかもしれない。しかし、「メインストリーム精神医学は、神経科学・ＥＢＭをベースとした精神医学」である、とあっさりと認めておいたほうがよいと私は考えている。これを自覚することで、「メインストリーム精神医学」と異なる見解をもつ人は「敵を知る」（悪い意味ではなく、対照概念を知ることで自らをよりよく知ることができる、という程度の意味）ことができるし、「メインストリーム精神医学」に賛同する人は、みずからの見解が「現代の状況においてその発言力で有利な立場にある、ということを自覚し謙虚になる」ことができる。

も貢献できるのは、おそらく「精神病理学者」であろう。

（4　神経科学・EBMへのオールタナティブズとしての精神病理学）

これは、一の立場と似ているが、少し違う立ち位置である。オールタナティブ・メディスンの語感に似たニュアンスであり、精神医学における標準的な方法論は神経科学・EBMであることを認めるが、しかし、精神医学という広大な領域では、その標準的方法がうまくいかないことも多く、そういった間隙において、積極的な役割を果たしていこうという立場である。すなわち、プロクルーステースのベッドのように生物医学モデルの標準フォーマットに無理にはめ込まれ、それなりにうまくいっているように見えてはいても、実際には扱いたい課題にもっと適した方法があることが予測される場合に、精神病理学の可能性が探られる。オールタナティブズという言葉に、筆者としてはポジティブな意味をこめたいが、その大きな利点の一つとして、それは単数形でなくオールタナティブズという複数形であるという点である。すなわち、その内部での不整合に不寛容であり「唯一の真理」を求める自然科学とは対照的に、オールタナティブズとしての精神病理諸学は、その内部での異なる立場に対しても、また精神医学における主流の神経科学・EBMに対しても寛容であり、不整合を許容する傾向にある。不整合に対するこのような寛容は、精神医学の主流に立つことを望めばデメリットのほうが大きくなる可能性もあるが、オールタナティブズという自由度の高い立ち位置では、むしろメリットが大きくなると筆者は考える。

一例を挙げると、神経科学・EBMモデルは、統合失調症など、かつて内因性と呼ばれていた病態にはうまく適合するが、心因性として広くまとめられていた病態との相性は悪い。そもそも、器質性、内因性、心因性という、極めて有用であるとかつての精神科医が合意していた概念が無くなったこと自体が、精神医学が扱う多様な病態を、神経科学・EBMモデルに無理に押し込めようとしたことの末路ではないかと筆者は考えている。そして、かつて心因性と呼ばれていたさまざまな病態（外傷後ストレス障害など今日的概念での狭義の心因性疾患だけでなく、うつ病の中のかなりの部分も含む）については、オールタナティブズとしての精神病理学の立ち位置が本来あるはずではないだろうか、と考えている。

言い訳になるが、本書でターゲットにしているそれぞれの文献は、それぞれの機会にそれぞれのテーマについて書いたものなので、もともと相互の間で必ずしも関連性はなく、今回の出版の機会にそれらを一冊にまとめたものである。

そこで、本書全体の文脈でもう一度、「それでは、オールタナティブズとしての精神病理学とは何か？」を考えてみたい。

まず〝パーソナル記述／サブパーソナル記述〟との関係について言えば、メインストリーム精神医学はパーソナル記述とサブパーソナル記述の両方を用いるが、どちらかといえばサブパーソナル記述にウエイトを置く傾向にある（ヤスパース的に言えば、「説明」という方法を用いる頻度が高いが、「了解」という方法も用いないわけではない）。これに対して、オールタナティブズのほうは、オールタナティブズなだけにそれぞればらばらであるが、現象学派がその典型であるがパーソナル記述にウエイトを置くものが多いように感じる（これに対して精神分析諸派はサブパーソナルな説明概念を重視する傾向にあり、その意味で認知心理学と似る）。

一方で、〝事実／価値〟の区別ということに関しては、メインストリーム精神医学は事実の問題への関心にウエイトを置く。価値を扱わないわけではないが、それは暗黙の了解（精神医学が目指すべきは病気が治癒すること、など）として表立って語られないことが多い。それに対して、オールタナティブズは、その目指すところ自体を語る傾向にあるものが多い（森田療法など）。

第4章では、多元主義は「真実を理解する方法としての多元主義」と「価値についての多元主義」にわけたうえで、それぞれの有用性を考えるのがよいということを述べた。

そして、少なくとも「真実を理解する方法としての多元主義」に関しては、ヤスパースの了解／説明の区別の有用性から明らかなとおり、精神医学において、欠くことのできない見取図である。「オールタナティブズとしての精神病理学」は、「事実を理解する方法としての多元主義」の見取図のなかで、メインストリームが得意としない「了解」（あるいはパーソナルな語り口で記述される現象の理解）を担当することになる。

一方で、「価値についての多元主義」に関しては、「価値についての折衷主義」と実のところどちらがよいかについて、第四章で筆者は結論を保留とした。しかし、「価値についても多元主義であってほしい」という思い（価値観）を筆者はもっている。精神医学が「価値についての多元主義」でいくのだとすれば、「個々の患者の病気を取り除く」「人類全体としてある疾患を克服・撲滅する」というメインストリーム精神医学が目指す崇高な使命とは別のところにある使命、たとえば、「病とともに生きる」「病によって成長する」などなどは、オールタナティブズとしての「精神病理学」が得意とするところではないだろうか。

「病とともに生きる」のような価値を、「病を克服する」という価値と対峙させず、なんとなく一緒にしてしまうのが「価値に関する折衷主義」である。これに対して、本来、方向性の違う価値観は、なんとなくぼんやりと合意点をつくってしまうよりも、その違いをクリアーにして、そのうえで共生の道を探るほうが、健全ではないか、というのが筆者の価値観である。

続く第7章では「リカバリー」概念をめぐる議論で、この論点をさらに深め、「価値についての多元主義」への筆者の思いを力強く表明する。

（まとめ）

以上、「精神病理学」として巷でイメージされているものは何なのかを考えていく中で、神経科学・EBMとの関係を度外視しては精神病理学の輪郭を描くことが難しい、という筆者の見解を述べた。その上で、神経科学・EBMが本流であり続けることが予想される今日および近未来の精神医学の状況における、精神病理学のありうる立ち位置をいくつか列挙した。1は勇ましいが、生き延びるのは困難であると思う。2はその中にいくつかの立場がある。2bはやや分が悪い（と筆者は考える）が、2aや2cはうまくいきそうである。ただ、2aや2cの方法が成功する局面では、精神病理学は、今日、私たちがそのように呼んでいる「精神病理学」ではなくなり、神経科学ないしEBMを基礎とした主流派の精神医学に吸収されるのではないかと考える。精神病理学がその独自の役割を精神医学において積極的に果たしていくには、筆者自身は、4の道、すなわち「オールタナティブズとしての精神病理諸学」の道がよいのではと感じている。それに加えて、精神病理学者の活動には、メタレベルでの活動として3の道も含まれるのではと感じている。

＊

本章では「精神病理学」のあるべき姿について、筆者なりの見解をまとめた。第4章で論じたガミーの多元主義的との関係でまとめると、次のようになる。

生物学的精神医学（メインストリーム精神医学）と「精神病理学」を対置する教条主義の時代にはもう戻れない。だからといって、生物学的精神医学との融合を折衷主義的に目指す場合、ドライ（無

がいデバ33

オールタナティブズ　一般医学では「代替医療」という概念があるが、これにはネガティブな語感があるので「統合医療」という語のほうが好まれているようにみえる。しかし、「統合」といってしまうと、折衷主義に引っ張られそうなので、あえて「代替」としたい。英語で気どって「オールタナティブズ（複数形！）」という概念デバイスはいかがでしょうか？

味乾燥）にみえすぎる生物学的精神医学からの世間へのリップサービス（ウェットな語り）担当として「精神病理学」が便利使いされてしまう危険性が高いように思う。

一方で、その融合を統合主義的に目指す場合は、特に記述精神病理学は、メインストリーム精神医学の一翼を着実に担うことができる。しかし、メインストリーム精神医学が得意とする「真理の探究」とは別に「価値の提言」などもっと広範な課題を精神医学が担っていると考えるなら、このようなかたちのみでの「精神病理学」の活用は、「精神病理学」の真価を十分に引き出せていないことになる。

以上に対して、オールタナティブズとしての「精神病理学」とは、すなわち多元主義であり、メインストリーム精神医学とは異なる思考法の体系として「精神病理学」を位置づける。さらには、精神病理学諸派のあいだでの互いに異なる複数の思考法を許容しよう、という提言である。

第7章　リカバリー概念——概念デバイスの適用例　その二

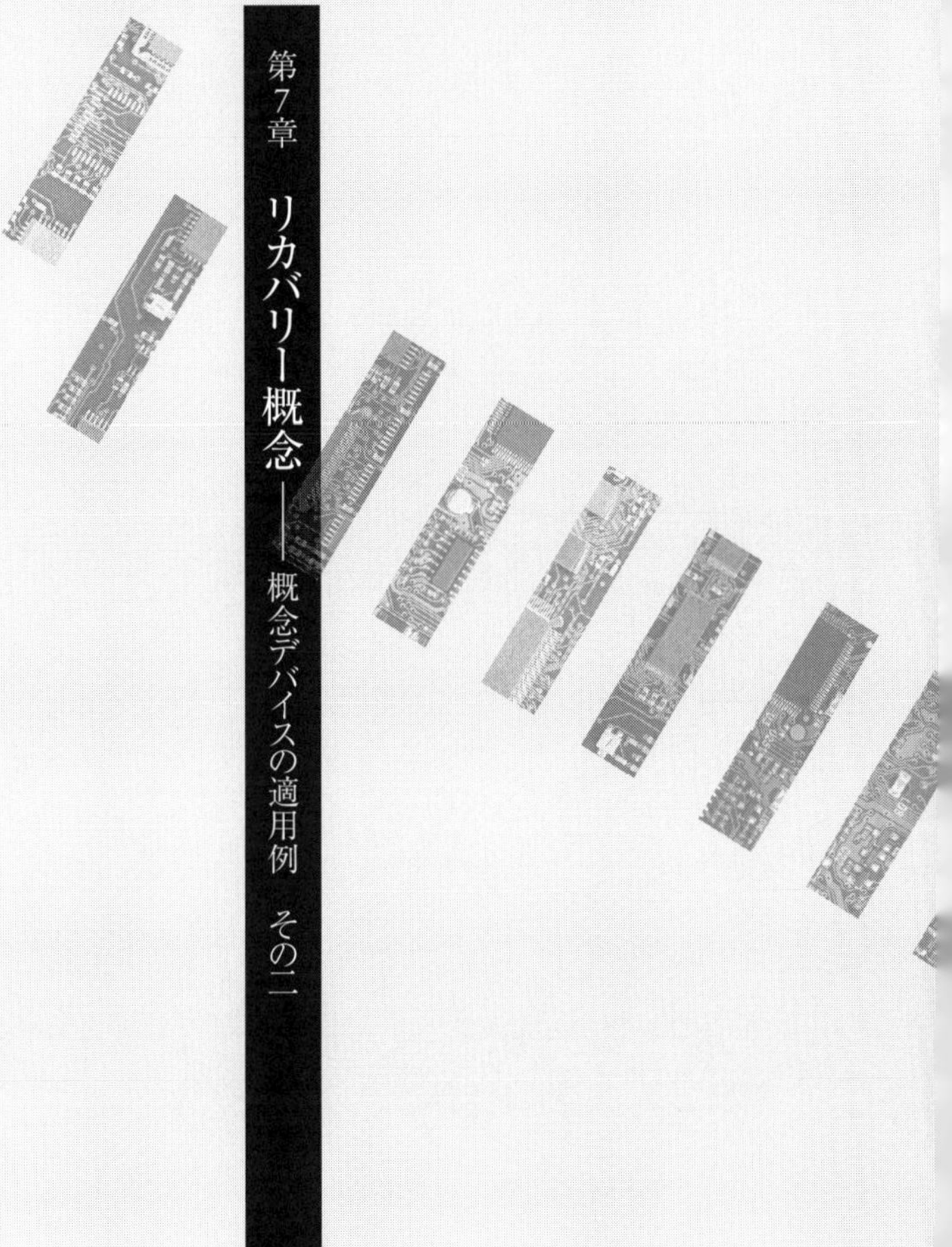

本書を通じて提案してきた概念デバイスの応用例として、最近耳にすることが多くなった「リカバリー」概念について考えてみたい。大切な概念なのに、その概念が曖昧過ぎることは残念だと筆者は感じているので、できるところまでその概念を明確にしてみたい。

✦ターゲット文献

村井俊哉「リカバリー支援ガイドラインのあり方」『精神神経雑誌』一一八（一〇）、二〇一六年。

（はじめに）

精神科領域、特に統合失調症の臨床において、リカバリー概念の重要性への認識が、精神疾患を持つ当事者・家族、精神医学領域の専門職の双方において高まっている。しかしながら、リカバリー概念の重要性を認識している者の間でも、リカバリーとはそもそもなんであるかということについての見解にかなりのばらつきがある。本稿〔ターゲット文献「リカバリー支援ガイドラインのあり方」〕では、可能な限りこれらの概念の混乱を整理し、リカバリー・ガイドラインのあり方についての筆者の見解を述べたい。

〝リカバリー〟とは、昨今、精神科領域でよく耳にする用語である。筆者自身が最初にこの言葉を聞いたのは、うつ病の予後に関する概念としてであった。とりあえず症状がよくなったという単なる寛解 *remission* ではなく、もっとしっかり治った状態としてのリカバリーが大切だ、という文脈でその用語が使われていた。ところが、このあと参照していくように、狭義の医学概念を超えるような概念が、今日の〝リカバリー〟の主流となりつつある。

言い換えると、私が最初に聞いたリカバリーは、その対照概念が「寛解」であったのに、最近、耳にするようになったリカバリーは、どうもその対照概念が異なるようなのである。

さらに、しばしば耳にする言葉に「真のリカバリー」という表現がある。「真のリカバリー」があるとしたら「偽のリカバリー」がある、ということになるはずだが、では「偽のリカバリー」とはいったいなんだろうか。

※

（複数のリカバリー概念）

概念デバイス34

「真の○○○○」　筆者としてはあまりお勧めできない概念デバイス。概念（例：「真の疾病分類」）や具体的な実践（「真の治療」）において、競合概念に対して、みずからの正当性を主張するために、『キミのやっていること、言っていることは「真の○○○○」ではない。オレの言っていることこそ「真の△△△△」なのだ！（ここで、こぶしで机をたたく）』と言っているようなものである。あるいは『ワタシの言っていることこそ真の□□□□なのよ（ハートマーク）』という発言もこの概念デバイスの適用例である。

> 精神医学におけるリカバリー概念については、少なくともふたつの、互いにかなり異質な見解が混在していると筆者は考えている。これらは非常に異なるので、折衷的な合意形成を試みるよりも、むしろその相違点を明示的にしたほうが、生産的な議論につながる可能性を筆者は提言した[1]。
>
> まず、リカバリー概念の代表として、短期予後としての「寛解 *remission*」への対立概念として用いられる「回復 *recovery*」概念がある。この意味でのリカバリー概念は、長期予後の指標として、うつ病、統合失調症などの臨床試験などでもすでに広く用いられている（以下、便宜上、リカバリーAと記す）。一方で、このような臨床指標としてのリカバリーとはかなり異なるリカバリー概念も存在する。公民権運動に起源を持ち、治療者の立場からの既存の医療制度の「治癒 *cure*」概念への異議申し立てとして提唱されてきたリカバリー概念である（以下、便宜上、リカバリーBと記す）[2]。リカバリーB概念の成立した歴史的事情から考えてみても、リカバリーBとリカバリーAには、共通点よりもむしろ対立項が大きい。両者の違いをあえて強調するならば、リカバリーAは、医療者中心、客観的、アウトカム志向的、医学的症状への関心、といった特徴を持つのに対し、リカバリーBは、当事者中心、主観的、プロセス志向的、社会生活全般への関心、といった特徴を持つことになる。

すなわち、リカバリーAとリカバリーBではその対照概念が異なるのである。リカバリーAの重要な対照概念は「寛解」である。寛解がとりあえず症状がなくなった状態であるとしたら、リカバリーAはもっとしっかりよくなった状態ということになる。一方でリカバリーBの対象概念は「医学的治癒（そこにはリカバリーAさえ含まれてくる）」である。医者の視点や通常の医療ゴールに収まりきらない部分をあえてリカバリーと呼ぶことにリカバリーBという概念の意義があるともいえる。

もっとも、リカバリーAの側においても単なる医学的長期予後の重視に留まらず、その指標に生活の質や社会機能を含めるなど、リカバリーBと共通する要素も取り入れられている。したがって、両者がまったく相いれないものである、というのはもちろん言い過ぎである。とはいえ、両概念の間には折衷を許さない溝もある。例えばリカバリーAはアウトカム志向的であるのに対しリカバリーBはプロセス志向的という特徴を持つ。リカバリーAは臨床試験の指標として現に用いられており、そこではたとえば「初発統合失調症例の○○%で○○年後にリカバリーが得られる」といった表現が用いられる。しかし、この種の表現は、リカバリーを、人生を通じての（極めて個別的な）プロセス（あるいは旅）として捉えるリカバリーBの概念と整合的なものとはいえないだろう。

リカバリー概念に性質の異なる複数のものが存在することを主張するからといって、筆者としては、どちらのリカバリー概念がより優れたリカバリー概念であるか、という主張を行いたいわけではない。それぞれのリカバリー概念には、それぞれの利点があり、その概念を用いるときには、自らがどのようなリカバリー概念を用いているのかを意識し、概念的に大きく異なるそれ以外のリカバリー概念と混線せずに用いることが重要である、というのが筆者の提案である。

※

ある講演会の後で、私はある聴衆から次のような質問を受けた。その方は『先生のスライドでは、リカバリーについて「リカバリー（回復）」と書いておられたので、とても驚きました』とおっしゃったのである。私は、その質問の意図がただちにのみこめなかったので、その意図を確認してみると、その質問者が言うには、『わたしはこれまで「リカバリーとは〝回復しないこと〟である」と教

概念デバイス35

「○○○○A、○○○○B」 筆者は、概念デバイス「真の○○○○」はお勧めしない。『彼の言っているリカバリーはどうも本質を外しているんだよなぁ、それに対して私の考える真のリカバリーは……』と発言する前に、すべきことがある。彼の言っているリカバリーを「リカバリーA」と名づけ、自分の考えるリカバリーを「リカバリーB」と名づけ、それらを比較するのである。そこから、リカバリーAとリカバリーBの共通点も相違点も見えてきて、こうして初めて、それぞれの概念の有用性をそれぞれ個別に評価することも可能となる。概念デバイス「真の○○○○」と違って、こちらの概念デバイスは、対立概念をさしあたりは価値中立的に扱うことができる。

わってきました。なので、「リカバリーが〝回復〟である」と先生〔筆者〕がおっしゃるので、とても驚いたのです』とのお返事であった。

短時間のやりとりだったので、推測するしかないが、この質問者がリカバリーという用語について学んだ文脈は、「狭義の医学モデルへの異議申し立て」という意味でのリカバリー、すなわちリカバリーBだったのだろう。私としては、リカバリーを単純に直訳で「回復」とし、そのうえで、「リカバリー（＝回復）」という語を、リカバリーAとリカバリーBに区別した論旨を組み立てたのだが、うまく伝えることができなかったのである。

リカバリーA、リカバリーB、いずれについても、これらに熱心な人たちは、当事者（患者）、家族、支援者など、いずれも善意に満ち溢れた人たちである。だからこそ、その善意が最大限のシナジー効果を呼ぶことを期待したいものである。

その場合、ここからは概念上の話というよりは、政治的な話であるが、ふたつの戦略がありうる。※

ひとつ目の戦略は、概念の違いを最大限うやむやにして無用の対立を避ける戦略。この戦略を採用するのであれば、リカバリー概念をリカバリーAとリカバリーBに区別するのはまずい。うやむやにしておけばよかった相違点がはっきりするからである。ふたつ目の戦略は、概念の違いを最大限はっきりさせる戦略である。私が採っているのはこの戦略である。

戦略①と戦略②の違いは、「折衷主義」と「多元主義」のコントラストとも広い意味では呼応する。概念的な意味では、ふたつ目の戦略のほうに分があるのは間違いないだろう。しかし、政治的な意味で、どちらの戦略が有用だろうか。筆者自身、その点については迷いがある。ふたつ目の戦略は、筆者自身がこの本のなかで一貫して採っている戦略であるが、こうした余計なことをおこなうことで、せっかく得られそうになった合意に水をさすことになってしまわないだろうか。

嬉しデバ36

政治的　一般に「政治的」という言葉を他者に対して使う場合、その言葉にはネガティブな価値判断を伴っている。精神医学は「医学」という滅私・利他を前提とした実践分野のひとつである。そういう意味で「あの医者は政治的な人だ」という言葉は、一般の人に対して用いるよりは厳しい言葉となる。

さらには、精神医学はアカデミックな学問のひとつであり、そもそも科学とは一般に政治とは独立しているべきだと考えられている。しかし、よく考えてみると、人は政治的であることを逃れることができない。そこで「政治的」というあいまいな概念デバイスに替えて、他者を政治的と批判したいときに使える、もっと特異的なデバイスがあると便利である。

ここからは、これはもう筆者の信念というしかないが、短期的には「うやむや戦略」のほうが有効かもしれないが、長期的には「ごまかしのない正直な戦略」が有効だ、と思う。

※

（当事者視線からみたリカバリー概念の多様性）

上述のところでは、ふたつの対立するリカバリー概念を混線させないことが重要である、と述べた。そのことは再確認したうえで、ここからは、単なる二項対立にとどまらず、リカバリー概念の多様性について考えていきたい。その際、筆者が参考としたのは、統合失調症を持つ当事者の側がリカバリーという言葉にどのような意味を見ているのかを検討したレビュー論文である[3]。

ここからは、概念デバイス「○○○○Aと○○○○B」だけで何の証拠もなしになんとかする論法を多少離れ、先行研究を援用してみた。概念的混乱を解消する今日の正規の手法は、ここで参照するような「質的研究」である。すなわち、リカバリーという言葉で関係者（特に病気を持つ本人やその家族）が何をイメージするのかを聴き、そこから概念を抽出していく方法である。

この論文によれば、リカバリー概念には、プロセス志向 *process orientation*、自己志向 *self orientation*、家族志向 *family orientation*、社会志向 *social orientation*、病気志向 *illness orientation* の五つの要素が含まれる。

この五要素が抽出されたことからは、まず次の二つの示唆が得られる。第一に、当事者の視点から見たリカバリー概念には、プロセス志向や自己志向などの要素が含まれており、医学モデルでは盲点

かいデバ37

戦略的、日和見主義的、利己的…　人は皆、政治的であるはずであり、そうあるべきである。しかし、私たちは「あの人は政治的な人だ」という言い方をわざわざする。「政治的」にはいくつかの異なる要素が含まれており、これらを区別すれば、単なる対人批判ではない有用なデバイスとなるのではないだろうか。戦略的（目的のためには手段を択ばない）、日和見主義的（目的のためには主張を変えることをいとわない）、利己的（他者の利益よりも自分の利益を最優先する）、など。

となりやすい要素に対して、医療者が気づくきっかけを与えてくれる。第二には、当事者の視点から見たリカバリーにも、病気志向の要素も含まれていることである。すなわち、当事者が考えるリカバリーは必ずしも医学モデルと対立するものばかりとは限らず、共通する部分も含まれているという点である。

（リカバリーとは「プロセス」である）

ここからは、Jose et al. の研究の流れに沿い、そこに筆者の見解を交えるかたちで、当事者からみたリカバリー概念の五つの要素についてさらに詳しくみていくことにする。

まず、当事者が考えるリカバリーの重要な要素として、プロセス志向、という側面がある。関連するキーワードとしては、連続性、「旅」、格闘、などが含まれる。すなわち、一定の要件が達成されれば、そのことでリカバリーに至ったとするアウトカム志向の考え方とは対照的な、そういうリカバリーの理解である。

ただし、リカバリーとは「プロセス」である、という見解の中にも、一定の幅があることは注意が必要である。一方の極は、リカバリーのプロセスがステージとして概念化できる、という考え方である。たとえば、Spaniol et al.[4]は、一、障害に圧倒される段階、二、障害と格闘する段階、三、障害と共に生きる段階、四、障害を超えて生きる段階、としてリカバリーを概念化している。他方の極は、「人生という旅のメタファー」である。人生そのものは、「到達度」を設定するような考え方とはなじまない。Jaspersの言葉を引用すれば、「医師と患者はいずれも人間であり、そのため、運命の旅の道づれである。……最終的な解決というものは存在しない」ということになる。[5]

このように考えると、リカバリーとは「プロセス」である、と考える立場の中には、ステージモデルのように医学モデルと折り合いがつきやすい見解もあれば、「旅のメタファー」のように、医学モデ

132

友人を大切にし、「たまたま」就いた仕事で精一杯責任を果たすのである。

ということで、「人生」はgoal-directedというよりは「旅」というのがふさわしい。「旅」といってもパッケージツアーではなく「放浪」に近い。ただし「放浪」といっても孤独なものでなく、道中、結構な時間を「旅仲間」と過ごす。道草やトラブルもしょっちゅう、弥次喜多道中のようなものである。

ルには吸収しきれない見解も含まれている。

※

（リカバリーとは「自己」に関することがらである）

リカバリーとは、自己理解、自己受容、自己実現、正常な自己への回帰である、といった見解が、ここに含まれる。QOL、自己効力感、主観的ウェルビーイング（幸福感）、あるいはセルフ・スティグマの克服をリカバリーの重要な指標とみなす立場もここに含めることができるだろう。

自己志向という意味でのリカバリーは一見、客観化や定量化は困難なような印象をもたれやすい。しかし、例えばQOLや自己効力感は、それらを評価する標準的質問紙が開発されているように、具体的な評価尺度を含んだガイドラインの作成は可能である。その意味で、これらのリカバリー概念は、臨床試験のアウトカムとして扱うことも可能であるし、生物学的指標との関連を研究するような病態解明研究に用いることさえ可能である。[6]

ただし、幸福感のような主観的指標をリカバリー指標として用いる際には、注意すべきこともある。幸福感のような主観指標は、Easterlin Paradoxなどにみられるような、奇妙な特性を持つため、[7] 医療・支援・社会政策の改善や改悪が社会全体において生じていたとしても、それが個々人の幸福感の自己評価の平均値としては捉えられない可能性がある。そのため、こうした自己志向の主観的指標の上昇自体を究極の目標として、治療、支援、あるいは社会政策を計画することには問題がある、と筆者は考える。

主観的ウェルビーイングに代表される自己志向の指標を治療や介入の効果の指標とする上での筆者の提言は、以下の二点となる。

一、こうした指標は、主要アウトカムと見なすのではなく、副次アウトカム、とする。すなわち、治療、

がいデバ38

「旅」のメタファー　概念デバイス“価値観”と密接に関連する概念。“価値観”“人生観”というと、私は「世界平和の実現のために一生を捧げる」といったイメージが浮かびそうであるが、実際、皆さんの心のなかをのぞいたときに、そういった明確なゴールは存在するだろうか。

ほとんどの場合、「たまたま」与えられた社会経済的環境や自分の健康状況などのなかで生きぬくために精一杯努力し、「たまたま」一緒に人生を歩むことになった家族や

支援、あるいは社会制度がうまくいっているかを判定する主たる目標は、狭義の医学的アウトカムや（症状評価尺度での改善など）社会機能の改善などとする。一方で、主観的ウェルビーイングなどの指標は、副次的指標として同時に評価しておく。そして、これら副次的指標における変化が医学的アウトカムの改善と平行していない場合には、行っている治療、支援、社会制度には、症状は改善させるけれども何か問題があるのではないか、と再考を促すための参考資料とする。

二、個々人に主観的ウェルビーイングの上昇などの指標をフィードバックしそれ自体を個々人についての治療や支援の目標とするのではなく、ある治療、支援、社会政策が、そのような介入を受けた群全体のリカバリー実現に向けて有効であるのかどうかを評価する際の指標として用いる。

※

（リカバリーとは「家族」との関係に関わることがらである）

良好な家族関係、家庭の中での役割を持つこと、あるいは介護者負担の軽減、などが、ここに含まれる。あるいは、家族から当事者へのスティグマの軽減、社会から家族へのスティグマの軽減もここに含めてよいだろう。自己志向の場合と同様、これらも、質問紙法などによって、具体的な評価尺度を作成することは可能である。ただし、この意味でのリカバリーを考える上で、注意しておくべきことは、その評価は評価者の立場によって、大きく変わってくる可能性である。たとえば、家族の側からみると、よりよい状態へ向かっていると評価する場合でも、当事者にとってはそうではないこともある。したがって、リカバリーのこの側面を評価する際には、一、本人がみた視点、二、家族からみた視点、三、家族の外部からみた視点、をそれぞれ評価しておくことが重要となるだろう。

（リカバリーとは「社会」との関係に関わることがらである）

134

と、答えはノーでもありイエスでもある。個々人についての測定値はいい加減なものである。しかし、何千人、何万人というデータを測定して、たとえば、幸福度と収入の関連、幸福度と失業の関連、などの解析をすると、意味のある結果が得られるのである。

　つまり、個人の治療を考える精神科臨床場面ではほとんど使えないデバイスであるが、社会政策を考える人たちにはなかなか使えるデバイスということになる。

社会とのつながり、社会包摂、良好なコミュニケーション、社会的役割、経済的自立、そしてアンチ・スティグマがここに含まれる。家族志向の場合と同じく、具体的な評価尺度の作成は可能である。その際、評価対象は、当事者の側と、コミュニティの側（医療関係者を含む）の双方が含まれることになる。また、リカバリーのこの側面を評価する際には、社会資源などそれぞれの地域の実情に合わせた評価を行うことが必要となるだろう。

（リカバリーとは「病気」がよくなることである）

症状消失、社会機能の改善、正常へ戻ること、病気の理解と受容、治療の終結、がここに含まれる。当事者志向のリカバリー概念は、狭義の医学モデルへのアンチ・テーゼとして登場してきた側面があるが、しかし、現実には当事者自身、あるいは家族が、医学的疾患の医学的意味での除去を望んでいる、という側面も忘れてはならないだろう。

この意味でのリカバリーの評価対象は、当事者の側と医療者の側になる。言うまでもないことであるが、評価尺度、アウトカム指標は、ここまで記述してきたリカバリー概念の五要素のうちで最も整備されている。ただ、病気志向という意味でのリカバリー概念（あるいは医学的意味でのリカバリー、本稿の前半ではリカバリーAと記載）も、ここまで列挙してきたような包括的リカバリー概念（プロセス志向、自己志向、家族志向、社会志向、病気志向）の中で、再度、その位置づけを考えることが重要であろう。

「大事なことは病気がよくなることだけではない」というのはリカバリーA、リカバリーBのいずれもが強調する点である。特にリカバリーBではそれを強調する傾向にある。そして、健康／病気の区別についての通俗的理解に疑問を投げかける。それはそれでよいとして、病気を持つ人やそ

がいデパ 39

幸福感　精神医学領域では“主観的ウエルビーイング”などという耳慣れない言葉が用いられることがあるが、要するに「幸福感」のことである。どうやって調べるかというと、『あなたは過去二週間どの程度幸せでしたか。まったく幸せでないを1、非常に幸せだったを10として、十段階で答えてください』といった質問をするだけのことである。

こんないい加減な質問で「幸福感」のようなたいそうなことが測定できるのかという

の家族にとって「病気を取り除きたい」という願いは、まず声に出される願いであり、また至極もっともな願いであることを見落としてはならないだろう。

（おわりに）

本稿では、第一に、一般に「リカバリー」と言われている概念が、一枚岩ではなく、むしろ、複数の異なる概念が含まれることをもっと明示的にしたほうがよいという主張を行った。第二に、リカバリー概念の多様性を見ていきながら、これらを具体的な到達目標、評価尺度、ガイドラインなどとして書き込む際に配慮すべき点について、筆者の見解を述べた。

リカバリーについてこのように多様な視点がある中で、リカバリー・ガイドラインを作成していくとすれば、トップダウン的に、「リカバリーとはすなわち……である」といった定義を与えてしまい、その定義から外れるものは「真のリカバリーではない」と呼ぶことには、筆者は反対である。むしろ、リカバリー概念自体を、厳格な定義を与えない曖昧なイメージのままで残しておいてもよいのではないかと考えている。科学哲学者のCooperは、定義の細部は共有されないが、おおよそそれが何を指しているのか、という最低ラインは共有されている「接触言語」の精神医学領域における有用性について論じている。[8]「精神疾患という試練にさらされた人が、そこからよい方向へ向かっていくこと」といったミニマルなイメージだけは共有しながら、それぞれの人が考えるリカバリーには概念上の相違点を多分に許容しておく。その上で、「リカバリーとは何か」について、様々な立場の人が共に考える場を持ち続けること自体が、Jaspersの「人生の旅のメタファー」の意味での、リカバリーにつながるようにも思える。

ターゲット文献は、それ自体で論旨も明確であると感じたため、多くの補足を加えなかった。そこで最後に、本書全体のテーマである〝パーソナル／サブパーソナル〟記述二視点論から本章を考えることで締めくくりとしたい。

ターゲット文献で見てみたように、リカバリー概念には、①医師が外部から評価する医学的指標（寛解状態の持続など）、②本人が評価するが数量化・カテゴリー化可能な主観的指標（幸福感など）、③測定不能な概念（「旅」のメタファーなど）の三つが含まれる。

ターゲット文献の分類で言うと、①はリカバリーAであることは間違いない。③はリカバリーBであることも問題ないとしよう。

②の諸指標は、この中間である。たとえば「幸福感」は、数量化可能であり治療の目標に採用することさえできそうにもみえるが（幸福度五点以上をリカバリーの一つの条件とする、など）、たとえばターゲット文献で触れたEasterlinパラドックス（国家内でみると、収入は幸福感と相関するのに、国家間で比較すると、一人当たりGDPはその国の国民の平均幸福感とは相関しない）にみられるように、安定した定量化・カテゴリー化を困難にする特性がある（つまり、その個人がおかれた文脈によって幸福感は大きく変化してしまう）。すなわち、他の医学指標と同一次元でのリカバリー指標とすることは容易ではないのである。

同様に、①は主としてサブパーソナルな記述で語られる。「症状評価尺度で〇〇点以下の時期が六ヵ月以上」など。②はおもにパーソナルな記述があてられる。「Aさんは今の自分の気分を幸福度一〇点満点中七点と感じている」など。ただし、パーソナルな記述のままでは利用価値が乏しいことが多く、サブパーソナルな記述に落とし込んだときに有用なデータとなることが多い。「就労支援施設の大幅な充実を図った〇〇市の統合失調症患者の平均幸福度は以前と比べ平均〇・三ポイント上昇した」など。

最後に③は、基本的にパーソナルなレベルで語られる。「〇〇さんの波乱万丈な人生が、今の私の導きとなっているのです」など。

つまり広義リカバリー概念（ここにはリカバリーAもリカバリーBも含む）には、①十分に測定可能なもの、②一見、測定できそうにないようにみえるけれども意外にも測定でき数値化・カテゴリー化できる、ただし扱いの難しいもの（例：幸福感、自己効力感、希望）、③どうしても測定できないもの（例：個々人の人生の意味、個々人の価値観）が含まれるということである。リカバリーBの側からリカバリー概念を考えている人にとっては「十分測定可能で医学に馴染むもの」もあることを知っておくことは大事であろうし、一方で、リカバリーAの側からリカバリー概念を考えている人にとっては「どうしても測定・カテゴリー化できないもの」があることを知っておくことは大事であろう。

終章

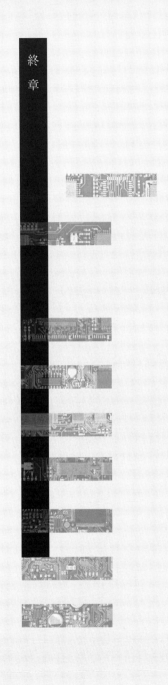

本書の〈序〉において、筆者はこの本の目的として、一、「個別の抽象概念（「パーソナル／サブパーソナルな記述」「多元主義」など）の精神医学における有用性を検討する」こと、そして二、「精神医学において抽象概念一般を扱うことは必須であり、また案外有用であるということを示す」ことを目指す、と述べた。

まず第一の課題についてである。

脳科学大衆化の時代にあって脳についての語りと人についての語りがますます混線するなかで、精神医学において、サブパーソナルな記述だけでは不便であることを、ある程度、示せたのではないかと思う〔第1〜3章〕。

パーソナルな語りは、本人の主観体験を扱いたいとき、行為の責任を誰に問うかを考えるとき、自分の人生の意義や価値を問うとき、「旅」としての人生を考えるとき、などで欠かせない語り口である。そのうえで、パーソナルな語りとサブパーソナルな語りの使いどころを混同すべきでない、という筆者の主張（「多元主義」）も、ある程度、納得のいくかたちで論じることができたのではと思う。

〈序〉では「精神医学のサブジェクトマター」についてとりあえず思いつくいくつかの候補を列挙し、そのなかで「バイオ、サイコ、ソーシャルの三つのすべてが精神医学の対象である」と考える立場を「折衷主義」として挙げた。しかし、本書で論じたこと〔特に第4章〕を踏まえると、折衷主義と表面上似ているが、実は似て非なる立場がもうひとつ存在する。それが「多元主義」である。したがって〈序〉のリスト〔vi頁〕には「多元主義」を追記しておくべきことになるだろう。

多元主義については、さらに「真実を知る方法としての多元主義」と「価値観についての多元主義」に分かつことができる〔第4章〕。「真実を知る方法としての多元主義」の有用性はヤスパースに始まる見解を再確認して〔第5章〕、「価値観についての多元主義」は筆者の思いも交えながら〔第7章〕、精神医学におけるその有用性を主張した。そして、多元主義のフレームワークのなかで、メインストリーム以外の立場を担当する学問や研究者が必要である、ということを「オールタナティブズとしての精神病理学」への期待として述べた〔第6章〕。

※

諸概念がクリアーになるかどうか。これだと何とかなりそうである。

つまり、目標は大きく掲げると曖昧になり過ぎるので、近場の具体的な目標を掲げるわけである。「人々の心の健康」という遠位の目標の代わりに「諸概念をクリアーにする」という近位の目標を目指すわけであるが、その際、この「"近位の目標"の達成は"遠位の目標"へ私たちを一歩近づけるはずである」という信念のもとに、私はそういうことをしているわけである。

ただし、私のこの信念が間違っている可能性もある。「精神医学における諸概念を曖昧なままにしておく」ほうが、実は"遠位の目標"への近道ということだってありえる。たとえば、「小難しいことを考えている時間があれば、現状のマニュアルどおりに医療者としての役割を淡々と果たしていく」ほうが実は「人々の心の健康」にとってはよいかもしれない、ということである。実際、私もそのことに同意する面もあって、自分の職業に課せられた使命を考慮に入れて、本書のような小難しいことを考える時間には一定の制限を与えている。

このように《有用性》という概念は意外に奥が深く、突き詰めていくと、本書の存在意義自体も揺るがしうる落とし穴を含んでいる。ただ、このことをとことん議論することは、本書の範囲を超えてしまう。この本は《有用性》概念を軸に、精神医学におけるさまざまな立場・考え方を相対化することをもくろんでいるが、《有用性》概念そのものを分類したり相対化したりする議論は、この本の存在意義自体を相対化することになるからである。本書はたかだか一冊の本なので、すべてを語り尽くすことはできない。そこで本書では（第7章で若干この問題に触れているが）基本的には「概念をクリアーにすることは有用に決まっているのだ!」という姿勢で議論を行った。

一方で、第二の課題、すなわち、「精神医学における抽象概念の重要性」のほうはどうであろうか。この終章のスペースを使って、筆者がこの第二の課題を達成できたかどうか、少し長めに論じてみたい。

精神医学について私が専門家の間で、あるいは一般の人たちと議論するとき、話題には三つの階層がある。

①個別的なことについて（個別事例についての議論など）
②具体性の高い概念について（個別疾患についての解説など）
③抽象度の高い概念について

①に該当するのは、たとえばケースカンファレンスである。たとえば双極性障害という診断で入院治療中の三十四歳の女性患者さんの病態をどのように理解し、どのように治療していくかについての議論は、①の階層の議論である。

ただ、ケースカンファレンスでは②のレベルの議論、たとえば「双極性障害の診断基準は現状どのよ

概念デバイス40

有用性　「存在するかどうかではなく、有用か有用でないかが問われる」という視点で、私は本書を執筆した。そして、有用な概念デバイスと有用でない概念デバイスの仕分けを行った。この視点は本書の肝の部分であるし、また私の予想するところ、特に若い読者にとっては、「存在」や「実在」といった重たい言葉よりも「実用」や「有用」といった言葉のほうが支持を得やすいだろう。

ただ、《有用性》がラスト・ワード、マジカル・ワードではない、ということも私たちは頭の隅に置いておくべきであろうから、ここで少し議論しておきたい。

まず、《有用性》は「何にとっての有用性」があってこそ定まる。つまり、目指すところが違えば、本書で使えるデバイスとして紹介している概念デバイスも使えないものとなる。それでは、まず本書の“目標”を定義すればよいではないか、ということになるが、それはそのとおりであるが、“目標”を定義することはそれほど簡単なことではない。

この本が話題にしているのは「精神医学」なので、“目指すべき目標”が「人々の心の健康」ということは多くの人は同意できるだろう。“目標”の定義など簡単なことではないか、という声が聴こえてきそうだが、そうでもない。「人々の心の健康」という目標を掲げたとして、では本書で紹介していくさまざまな概念デバイスのうちいずれが「人々の心の健康」に寄与するのか、という問いをたててみても、それは漠然としすぎた問いとなる。「人々の心の健康」という“究極の目標”（遠位の目標）が、「概念を仕分けする」というこの本でやろうとしていることからは遠すぎるからである。「『多元主義』という概念デバイスを導入することで人類の平均幸福度が何ポイント上昇するのか？」というのは、滑稽な問いになってしまうのである。

そこで本書は“もっと手近な目標”（近位の目標）として、「精神医学で用いられる諸概念をクリアーにすること」を目指すことにする。ある概念デバイスを導入することで他の多くの

うに定義されていて、治療ガイドラインでは一般論としてどのような治療方針を推奨しているか」といったこともあわせて議論する。

　そして、このようなカンファレンスの場に居合わせた経験のある人なら誰でも知っているように、①と②の水準の議論のあいだには葛藤が生じる。「一般論としてはそうだが、この患者さんについては……」という意見が一方ではあり、他方では「治療者・患者の密室の治療関係のなかでこの治療はおこなわれているが、一般的な治療ルールには従わないと……」といった意見が出される。

　この葛藤については、われわれ専門家は比較的慣れっこになっており、そのような葛藤を適当な合意点に落とし込むスキルも身に着けている。

　精神医学について書かれた書物は、①の水準に終始するもの（経験ある医師が自験例をまとめたもの、最近では個人情報への取り扱いが厳しくなり、出版が難しくなった）、②の水準に終始するもの（ガイドラインなど）もある。また、多くの書物は①と②の水準を巧みに組み合わせており、専門家が読んでも一般読者が読んでも、非常に重宝する内容となっている。

　そういう意味で本書は特殊であり、①でも②でもなく、③の水準を扱うことを意図している。②の概念は、①の水準の具体的な事象の理解を助けるためのいわば「概念デバイス」である。個別症例についての理解は、「うつ病」という概念デバイスによって前進する。これと同様に、③の概念は、②を助けるための概念デバイスである。たとえば「健康／病気」という概念デバイスによって「うつ病」という概念についての理解が前進する。②の水準の概念デバイスと③の水準の概念デバイスの違いは、②は比較的具体に近いところにある点である。現状「うつ病」はほぼ抽象概念に過ぎないとはいえ、少なくともその病態の一部は具体に落とし込まれる可能性はある。しかし「健康／病気」「価値観」という概念デバイスは具体に落とし込まれる見込みは薄いだろう。

②の水準の概念デバイスがなんとなく具体に落とし込めそうだ、という見込みのなかで「精神医

んと今日のミドリカワハルミさんを同一物とするのはその時空的連続性などによるのであり、ミドリカワハルミさんという名前は、瞬間瞬間のミドリカワハルミさんをまとめあげる抽象概念に対するタグであるという言い方もできるだろう。

　そういう意味で、抽象と具象は明確な線引きはなく、連続的・段階的である。そして、「より具体的な概念はより抽象的な概念によって、まとめあげられる」といったかたちでの何層もの階層性がある。

学に登場する抽象概念をすべて消し去ることができるのではないか」という見通しを持つ者もいるかもしれないが、本書を通読いただければ、「さすがに③の水準についてはそれは難しそうだ」という私の意見には同意いただけるのではないかと思う。

「人間の創り出した概念はすべて虚構である」という見解をとる人にとっては、本書でとりあげたような概念が事実・具体に落とし込まれることなどないのは当然であろう。しかし、片や、筆者は「人間の創り出した概念はすべて虚構である」という見解に反対しており、概念が結果的に事実であるとわかることがある、という見解をとっている。にもかかわらず、そういう立場をとる筆者であっても、「この本で列挙してきたような抽象度のかなり高い概念は、それと同じような意味で事実と判明することはなく、ただ、便利かどうかによってその存在意義が判定される」という見解をとる。この見解が、この本の主張の独自性のひとつである。

メンタルヘルスの専門家が普段の臨床を実践するうえでは「①の水準：個別例の水準」と「②の水準：個別例を抽象化した概念の水準」だけで十分である。そのため、多くの専門書も基本的にはそれらの水準だけを扱っている。しかし、これらは「③の水準：概念についての概念の水準」によって支えられているのである。

②と③の区別は、程度問題ともいえる。たとえば、「抽象概念」「健康／病気」という概念デバイスは、かなり抽象度が高いが、一方で、「心因／内因／外因」や「幸福度」という概念デバイスはやや具体性を帯びてくる。

※

すなわち「具体という表層の下に抽象があり、さらにその下にもっと抽象的なものがあり、抽象が何層にも折り重なっている」というのが、筆者が抱く精神医学のイメージである。

「精神医学の〝サブジェクトマター〟は何であるか？」という問いに対して、本書の序章では、そ

かいデバ41

抽象と具象　初等教育のどの段階で学んだのかは忘れたが、私たちは「具象名詞」と「抽象名詞」の違いを知っているようなつもりでそのまま大人になっている。しかし考えてみるとこの違いを定義するのは、なかなか難しい。

具象名詞の例は、たとえば、「ネコ」や「飛行機雲」であるが、これらは、個別の「ネコ」や個別の「飛行機雲」を束ねる抽象的な定義につけられたタグである。究極の具象物と言える「個」（たとえば○○市在住のミドリカワハルミさん）にしても、昨日のミドリカワハルミさ

れは《抽象概念》である、という答えを提案した。しかし、これはさすがに乱雑に過ぎる提案である。実際、精神医学は実際に具体的なものをたくさん扱っているからである。

精神医学が扱う「具体的なもの」といえば、遺伝子など病気の根本原因にかかわるものを思い浮かべる人も多いかもしれない。しかし、それだけではない。精神科の現場にはもっと生々しい「具体的なもの」がいくつもある。まずは、合併する身体疾患である。たとえば統合失調症ではこうした身体疾患の合併を主要な原因として平均寿命が一〇〜二〇%以上短くなることが知られている。さらには、臨床現場では、自傷や他害などの恐れが強い場合には、本人の意志に反した強制的入院がおこなわれ、さらには身体拘束がおこなわれることもある。

こうした現場感覚も踏まえると、精神医学のサブジェクトマターは「マジョリティとしての抽象概念とマイノリティとしての具体物の集合体」であると言うべきであろう。おそらくは医学の他の分野では、その答えは反転し「マイノリティとしての抽象概念とマジョリティとしての具体物の集合体」ということになるだろう。

あるいは次のような言い方もできるかもしれない。

精神医学の歴史では、身体論者 *Somatiker* と精神論者 *Psychiker* の綱引きがずっとおこなわれてきた、と〈序〉で述べた〔iii頁〕。しかし、そうした綱引きとは別の綱引きゲームとして、精神医学の歴史では、抽象と具体の綱引きがおこなわれてきたのではないだろうか。

今日、「精神医学の医学化」という大きな波のなかで、精神医学を具体物に落とし込もうという力が一方的にはたらき過ぎており、この分野で働く専門職のあいだで抽象概念に対する感度が落ちてきているように筆者は感じている。そうした危機感から（というか判官びいきから）、今回、この本では、あえて綱引きで負けそうになっているほうのチームに加勢してみたのである。

将来的にこの綱引きの状況が変わって、具体チームが不利になってくるようになれば、筆者としては、上述の身体疾患の合併や強制的医療の例を挙げながら、今度は具体物チームに加勢してみたいとも思う。

そういう意味で「精神医学のサブジェクトマターは抽象概念である」ということを本書が論じきった、というのは幾らなんでも言いすぎである。「精神医学にとって重要なサブジェクトマターには具体的なものだけでなく抽象概念もたくさん含まれている」というところが、穏当な結論として多くの読者の方に受け入れていただけるのではと思う。あるいは、本書の意義やオリジナリティは、「〝抽象概念と具体物〟という綱引きの構図」の上に、精神医学の諸問題をマップする概念枠組を提供したところにある、という言い方もできるかもしれない。

一方で、「精神医学における抽象概念の重要性」についての私の提言について、別の観点から違和感を持った読者もいたのではないかと思う。すなわち、「重要なのは抽象概念一般ではなく、こころや精神に関係する抽象概念である」というのが私が想定する反論である。そして、もしこの反論が正しいとすれば、「精神医学のサブジェクトマターの可能性」の答えとして新たに「抽象概念」を持ち出す必要もなく、それは単に「こころ」であるといえばそれで済むことになってしまう。

しかしながら、この反論については、私は再反論したく思っている。たしかに、精神医学が扱う《抽象概念》は、具象に近い部分では、「こころや精神に関する」抽象概念である。たとえば「うつ」「妄想」などなどである。ところが本書で扱った概念デバイスを眺めていただければわかるように、その多くは「こころや精神に関する」わけでもないもっと広い意味での抽象概念である。

すなわち、「こころや精神に関する」抽象概念を扱うための「こころや精神とは直接関係しない」抽象概念が、きわめて大量に、精神医学の重要なサブジェクトマターとして存在しているのである。本書では扱った「価値」「旅のメタファー」のような抽象概念だけでなく、「自由」「進歩」「集合」

「概念の階層性」などなどといった抽象度の高い概念が、精神医学の具体的諸問題を考えるうえで、無視できない抽象概念として折々に浮上してくるのである。

そういう意味で、ここでは「精神医学にとって重要な抽象概念はこころや精神に関係する抽象概念である」という譲歩を筆者はおこなわない。そしてあえて、一歩挑戦的に「精神医学にとって重要なサブジェクトマターには抽象概念一般が大量に含まれている」という提案をしてみたいのである。

「精神医学のサブジェクトマターとは何か」、という問いに対する回答として、現実に精神科医が対象としているものが精神医学の対象である、という「トートロジー派」、その定義を簡潔な文章で表せるわけではないが、なんとなく似通ったもの同士、という「家族的類似性派」のどちらかが現実的な落としどころだろう、と〈序〉では述べた。さらに、本書を通じての議論からは、「多元主義派」もなかなかよさそうである。これらの「三派」に共通しているのは、いずれも、一枚岩の精神医学をあきらめている点である。多種多様な病態を扱う精神医学、社会からの多種多様なニーズに答える精神科専門職の仕事はどう考えても一枚岩ではない。だから、その特徴づけも、これら三つの立場のいずれかがしっくりくるのだと思う。

しかし、そうした話の展開とはまた違う方向からの「精神医学という学問の重要なサブジェクトマターには、抽象概念一般が大量に含まれている」という「広げた風呂敷」を後に残して、本書を締めくくることにしたい。

あとがき

この本を書きだしたときは、私はかなり楽観的な見通しを持っていて、短期間で書き上げることができるのではと思っていました。しかし、近いテーマを扱った私の別の書物〔『精神医学の実在と虚構』『精神医学を視る「方法」』〕と比べても、格段に長い時間を要してしまいました。また、論理としての完成度も、率直に白状すると前の二作には及ばないものとなっています。過去に書いた論文に解説を挟む文体は、「精神医学の実在と虚構」と同様ですが、今回は、そこにさらに「概念デバイス」をコラム的に挟み込むことで、三重奏となっています。しかし、そういう審美的な遊びを楽しむ余裕がないほど、今回は苦戦しました。

その理由をいろいろ考えてみましたが、「精神医学を土台で支える『抽象概念』について考える」という、自分に課した今回のテーマの難易度が、少なくとも今の私にとっては、高すぎたということが考えられます。

とはいえ、ひとつ自信を持って言えるのは、こうした本はたぶん他には存在しないだろうということです。

たしかに、この本はガミー、クーパー、ザッカーなど何人かの著者の影響は大きく受けています。多元主義という見取図はガミーから学んだものです。「精神医学のサブジェクトマターは何か？」という問いの立て方、さらには抽象概念を対象とした冷静な論旨の進め方は、クーパーに負っています。本質主義でもなく相対主義でもなくその中間のところを目指すという筆者のスタンスは、ザッカーによって深められました。本文中に引用文献として挙げる適当な箇所がなかったので記載していませんが、『真の〇〇！』と発言するときに拳で机を叩く」という表現もザッカーの表現の受け売りであることを、ここで述べておきたいと思います。

しかし、少なくとも本書での私の主要な主張については、他の人が同じようなことを言っていることを聴いたことがありません。そういう意味で、オリジナリティの高さだけは強調しておきたいと思います。次、またこうした本を書く機会があれば、今回できなかった「論理としての完成度」をあげることに挑戦してみたいと思います。

オリジナリティを強調する一方で、この本が私の同僚の貴重な助言を得て完成したことも、述べておかねばなりません。

実は本書の初稿は、最終稿とはかなり異なるものでした。私としては「概念デバイス」という発想自体が面白く、自分の過去の論文をいくつか並べた原稿に「概念デバイス」を散りばめるだけでこの本の目的としては十分である、と当初は感じていたのです。精神医学に登場する〝概念〟はウェットな響きを持つものが多いですが、それを〝デバイス〟というドライな言葉とつなぎ合わせること自体に、本書には実験的な意味での面白さが十分あると思っていましたので。しかしながら、そのオムニバス的な構成のために、その内容自体は、全体としての論旨のまとまりに乏しいものに留まっていました。

しかし、それぞれに多忙ななか、未完成の初稿を読み込んでくれた私の同僚ら（植野仙経と三嶋亮の両名、いずれも「精神医学の哲学」に関する少人数勉強会を私と一緒に続けているメンバー）は、論旨の一貫性の乏しさという初稿の弱点に対して実に真摯なコメントをくれたのです。まず、この本のなかで他の章と異質な感じがするのは第3章ですが、この第3章が何とか他の章の論旨につながったのは、その不整合を指摘してくれた植野仙経氏のお蔭です。次に、「精神医学において抽象概念は重要である」というのが本書の主要な主張ですが、それはそれとして精神医学では生々しい具体的なことがらも重要である、ということを指摘してくれたのが三嶋亮氏です。これらの指摘によって、原稿全体に大幅に手をいれた結果がこの最終稿です。

私自身、この本を書いている一番の動機は、多くの人に自分の意見を納得させたいということでもなく、まして印税や名誉のためでもなく、何よりも自分自身がものごとをさらに深く考えたい、というところにあります。また、この私の個人的動機は、「自分の職業が要請する究極の目的である『人々のこころの健康に寄与すること』を達成するためのとりあえずの手近な目的である『精神医学で用いられる諸概念をクリアーにすること』」にも偶然にも合致しています。そういう意味で、核心を突いた指摘によって、私自身にもう一段深く考える機会を与えてくれた両名には、こころより感謝しています。

本書の読者には、精神科医療の専門家の方もいれば、そうでない方もいるかと思います。あとがきでそんなことを書かれてももう遅い、とお叱りを受けるかもしれませんが、（私自身もそうなのですが）本はあとがきから読むと決めている人（特に立ち読みの場合）も結構多いので、最後に、この本を読んでみようかやめておこうか迷っておられる方へのメッセージを。

まずは専門職の方へのメッセージを。

多忙を極めるこの分野の専門職の皆さんには「概念についての概念」について考える時間などほとんど残されていないでしょう。筆者自身も似たような状況です。けれども、精神医学には「概念についての概念」水準で考えないと見えてこない（実用的意味でも重要な）論点が存在することは間違いありません。

具体的なことに毎日追われ続けるこの分野の専門職の皆さんが、たまには少し立ち止まって「概念についての概念」の水準で思考してみようと思ったとき、本書はお役に立てるかもしれません（週末の二日間あれば読み切ることができます）。そして、読書の結果、皆さんは、私の見解とは違った見解に到達するかもしれませんが、「ここは同意できるがここは同意できない、自分はこう考える」という読み方で利用していただければ、皆さんの思索のお役に立てるのではと思います。文字に書かれていて参照できるものがないと、「概念についての概念」の思索を自分の頭の中だけでおこなうのはかなり大変なことですから、ぜひ本書を皆さんそれぞれの思索のたたき台としてください。

続いてこの分野の専門職でない方へのメッセージを。

この本には、具体的な病気のことや治療法は一切書かれていませんので、そうした情報を必要とされる方は別の書物をあたってください。優れた専門書、啓発書はたくさん出版されています。

ただ、書物やネットの情報源で精神医学の専門知識を集めたうえで、専門家によっても意見がまちまちだったりすることに気づかれている方もいるかもしれません。そうした方は、いったい精神医学という学問はどうなっているのだろう？　もしかするとかなりいい加減な学問では？　という疑念を持たれているかもしれません。ただそのようなときに、精神科バッシングをするという行動以外の選択肢として、「精神医学という分野が、一見いい加減に見える」理由を自分自身で考えてみたい、と思われるかもしれません。そういうときに、本書はもしかしたら、何かのお役に立てるのでは、と思っています。

二〇一八年　六月五日

村井　俊哉

† 4　村井俊哉（1996）「『考えること』の神経基盤 —— D. Frank Benson; The Neurology of Thinking」『imago』7 巻, 236-237.

*1　「精神病理学」という言葉が多義的であり、筆者らは特定の見解を持っている、本稿では主観の陳述の記述と整理という、JaspersKの「現象学」に近い概念でその用語を用いる
*2　本稿の内容について、濱中淑彦著『臨床神経精神医』を多く参照した。膨大な文献を紐解き、神経心理学的見地、精神病理学的見地から意識、知能、記憶という精神医学の基礎的な概念に迫る大著が現在入手困難であることを残念に思う。

第６章

【ターゲット文献】

村井俊哉「精神病理学の今後の可能性」
石郷岡純・加藤敏編『Power Mook 精神医学の基盤（1）　薬物療法を精神病理学的視点から考える』〔学樹書院, 2015〕pp.220-226.

1　Ghaemi, S.N. (2003) The Concepts of Psychiatry: A Pluralistic Approach to the Mind and Mental Illness. Johns Hopkins University Press.　村井俊哉訳『現代精神医学原論』〔みすず書房, 2009〕.
2　Ghaemi, S.N. (2010) The Rise and Fall of the Biopsychosocial Model: Reconciling Art and Science in Psychiatry. Johns Hopkins University Press.　山岸洋・和田央・村井俊哉訳『現代精神医学のゆくえ』〔みすず書房, 2013〕.
3　Solms, M., Turnbull, O. (2002) Brain and the Inner World: An Introduction to the Neuroscience of Subjective Experience. Karnac Books.　平尾和之訳『脳と心的世界 —— 主観的経験のニューロサイエンスへの招待』〔星和書店, 2007〕.

第７章

【ターゲット文献】

村井俊哉「リカバリー支援ガイドラインのあり方」
『精神神経雑誌』118(10), 2016.

（ターゲット文献内）

1　池淵恵美・村井俊哉・笠井清登・福田正人・杉原玄一・熊倉陽介（2015）「座談会：統合失調症の未来」こころの科学, 180: 2-21.
2　伊藤順一郎・福井里江「リカバリー」日本統合失調症学会監修『統合失調症』〔医学書院, 2013〕pp.597-604.
3　Jose, D., Ramachandra, Lalitha, K., et al (2015) Consumer perspectives on the concept of recovery in schizophrenia: A systematic review. *Asian J. Psychiatry*, 14:13-18.
4　Spaniol, L., Wewiorski, J.N., Gagne, C., Anthony, A.W. (2002) The process of recovery from schizophrenia. *Int. Rev. Psychiatry* 14:327-336.
5　Jaspers. K. (1913) *Allgemeine Psychopathologie: Ein Leitfaden für Studierende, Ärzte und Psychologen*. Springer.
6　Ubukata, S., Miyata, J., Yoshizumi, M., Uwatoko, T., Hirao, K., Fujiwara, H., Kawada, R., Fujimoto, S., Tanaka, Y., Kubota, M., Sasamoto, A., Sawamoto, N., Fukuyama, H., Takahashi. H., Murai, T. (2013) Regional gray matter reduction correlates with subjective quality of life in schizophrenia. *Journal of Psychiatric Research*, 47:548-554.
7　Easterlin, R. (1974) Does economic growth improve the human lot? Some empirical evidence. In Paul, A., David and Melvin, W. Reder (eds.) *Nations and Households in Economic Growth: Essays in Honor of Moses Abramovitz*. Academic Press, pp.89-125.
8　Cooper, R. (2014) Diagnosing the Diagnostic and Statistical Manual of Mental Disorders. Karnac Bools.

5　同書, p.84.
6　同書, p.93.
7　同書, p.94.
8　同書, p.91.
9　同書, p.86.
10　同書, p.XX.
11　Cooper, R. (2007) *Psychiatry and Philosophy of Science*. Routledge.　伊勢田哲治・村井俊哉監訳『精神医学の科学哲学』〔名古屋大学出版会, 2015〕.
12　Ghaemi, S.N. (2009).

*1　この箇所および以下、ヤスパースの『精神病理学総論』からの引用はGhaemi〔2003〕村井訳からによる。なおガミーは1959年の第７版『精神病理学総論』の英訳〔Jaspers [1913] 1997〕を利用している。
*2　クーパー自身も、精神医学における複数パラダイムの共生の例のひとつとして「価値観の違い」を挙げている〔Cooper, 2007〕。しかしクーパーは、「（知の方法としての）科学的パラダイムの共生」と、「（何を達成したいかという）価値観の共生」とを、いずれも、複数パラダイムを許容する精神医学の特徴として並列的に論じている。しかし、後述するように筆者は、このふたつの「共生」は、特に他の学問分野との比較において精神医学を考える際には、別個に論じるべきと考えている。

第５章

【ターゲット文献】

三嶋亮・村井俊哉「記憶の神経心理学と精神病理学」
『臨床精神医学』44(5), 687-691, 2015.

（ターゲット文献内）

1　Squire, L.R. (1987).　河内十郎訳『記憶と脳 ―― 心理学と神経科学の統合』〔医学書院, 1989〕.
2　Jaspers, K. (1913) *Allgemeine Psychopathologie*. Springer.　西丸四方訳『精神病理学原論』〔みすず書房, 1971〕.
3　Schneider, K. (1928) Die Störungen des Gedächtnisses; in Bumke O (ed) *Handbuch der Geisteskrankheiten*, ed 1., Springer, pp.508-529.
4　Kraepelin,E. (1886, 1887) Ueber Erinnerungsfälschungen. *Arch. Psychiatr. Nervenkr.* 17:830-843, and 18:199-239, 395-436.
5　Pick A: Über eine neuartige Form von Paramnesie. Jahrb Psychiatr Neurol 20: 1-35,1901
6　Alexander, M.P., Stuss, D.T., Benson, D.F. (1979) Capgras syndrome: A reduplicative phenomenon. *Neurology* 29:334-339.
7　Murai, T., Kubota, Y., Sengoku, A. (2000) Unknown people believed to be known: The 'assoziierende Erinnerungsfälschungen' by Kraepelin. *Psychopathology* 33:52-54.
8　Murai, T., Fukao, K. (2003) Paramnesic Multiplication of Autobiographical Memory as a Manifestation of Interictal Psychosis. *Psychopathology* 36:49-51.
9　Murai, T., Toichi, M., Sengoku, A., et al (1997) Reduplicative paramnesia in patients with focal brain damage. *Neuropsychiatry Neuropsychol. Behav. Neurol.* 10:190-196.
10　濱中淑彦『臨床神経精神医学 ―― 意識・知能・記憶の病理』〔医学書院, 1986〕pp.366-398.
11　村井俊哉「精神病理学の今後の可能性」『《精神医学の基盤》[１]』〔学樹書院, 2015〕.

†１　村井俊哉「脳神経科学から見た思いやり」日本心理学会監修／高木修・竹村和久編『思いやりはどこから来るの？ ―― 利他性の心理と行動』〔誠信書房, 2014〕pp.157-172.
†２　Bennett, M.R., Hacker, P.M.S.　河村満訳『脳を繙く ―― 歴史でみる認知神経科学』〔医学書院, 2010〕.
†３　村井俊哉・波多野和夫 (1996)「器質性精神障害における知覚の障害」精神科診断学, 7:369-378.

コントロールするのが苦手であるようだと感じることは多いのですが、では彼らが利己的であるかと言われると、そのようには感じられません。本文で紹介したような腹内側前頭前皮質の損傷例は、0 歳とか 1，2 二歳とかの発達早期にこの脳領域に傷を受けています。そのように考えると、同じような場所が傷つくとしても、どの年齢の時に傷を受けたかによってその影響は大きく異なってくるのかもしれません。また本章では腹内側前頭前皮質とひとくくりに述べていますが、その中のどの場所が傷つくのかによって、利他性への影響も変わってくるのかもしれません。このあたりのことは、現代の脳科学ではまだ十分にわかっていないのです。

† 1　足利健亮『地図から読む歴史』〔講談社学術文庫, 2012〕.

† 2　より正確にいうと、パーソナル／サブパーソナルは、全体／部分とは異なる。人間全体を「人体」としてみるならば、それは全体ではあるがサブパーソナルである。またパーソナルな〈人〉はそもそも「皮膚で囲まれた100リットルの〈人体〉」のような空間的広がりを持たない（というか、そのような見方で、パーソナルとサブパーソナルはそもそもその基本的性質が違うのだ、と考えるのがパーソナル／サブパーソナル二視点論である）。ということで、パーソナル／サブパーソナルの区別の混同は、荒っぽく言えば第 6 章で述べるメレオロジカルな誤謬（部分と全体を間違える誤り）ということになるが、より厳密にいえばカテゴリー錯誤（基本的な性質の異なるもの同士を混同する誤り）ということになる。

第３章

【ターゲット文献】

村井俊哉『脳は利他的にふるまいたがる —— 報酬と行動のナゾを解く脳科学』〔PHP エディターズ・グループ, 2009〕後半部分を抜粋・編集。

（ターゲット文献内）

1　Alloy and Abramson (1988).

† 1　村井俊哉『社会化した脳』〔エクスナレッジ, 2007〕.

† 2　村井俊哉『人の気持ちがわかる脳 —— 利己性・利他性の脳科学』〔ちくま新書, 2009〕.

† 3　村井俊哉『脳は利他的にふるまいたがる —— 報酬と行動のナゾを解く脳科学』〔PHP 研究所, 2009〕.

† 4　Greenberg et al., 文献を調べて引用

第４章

【ターゲット文献】

村井俊哉「生物・心理・社会モデルの折衷主義を超えて —— ガミーの多元主義とヤスパースの方法論的自覚」
石原孝二・信原幸弘・糸川昌成編集『精神医学の科学と哲学』〔東京大学出版会, 2016〕pp.198-219.

（ターゲット文献内）

1　Ghaemi, S.N. (2003) *The Concepts of Psychiatry: A Pluralistic Approach to the Mind and Mental Illness.* Johns Hopkins University Press.　村井俊哉訳『現代精神医学原論』〔みすず書房, 2009〕.

2　村井俊哉（2014）「Karl Jaspersの『方法論的自覚』とNassir Ghaemiのバイオサイコソーシャル・モデル批判」『臨床精神医学』43, 217-221.

3　Jaspers, K. ([1913] 1973) *Allgemeine Psychopathologie.* Springer.　西丸四方訳『精神病理学原論』（初版の邦訳）〔みすず書房, 1971〕／『精神病理学総論』（第 5 版の邦訳）〔岩波書店, 1953-56〕.

4　Ghaemi, S.N. (2009) *The Rise and Fall of the Biopsychosocial Model: Reconciling Art and Science in Psychiatry.* Johns Hopkins University Press.　.山岸洋・和田央・村井俊哉訳『現代精神医学のゆくえ —— バイオサイコソーシャル折衷主義からの脱却』〔みすず書房, 2009〕pp..84-85,

註

序

† 1　R. クーパー（2007）.　伊勢田哲治・村井俊哉監訳『精神医学の科学哲学』〔名古屋大学出版会, 2015〕.

† 2　Peter Zachar (2014) *Metaphysics of Psychopathology*, The MIT Press.

第 1 章

【ターゲット文献】

村井俊哉「脳神経科学から見た思いやり」

日本心理学会監修／高木修・竹村和久編『思いやりはどこから来るの？ —— 利他性の心理と行動』〔誠信書房, 2014〕pp.157-172.

† 1　『精神医学を視る方法』〔日本評論社, 2014〕.

† 2　同様の考え方は、一世紀以上前のヤスパースの了解／説明の区別〔第 4 章で詳述〕などにもすでにみられるが、現代哲学においてパーソナル／サブパーソナルの区別という論点を初めに明示的に述べたのはデネットの 1969 年の論文（Dennett, D.C.(1969) *Content and Consciousness*. Routledge and Kegan Paul）である。パーソナル／サブパーソナルの区別に関するデネット以降の議論の流れ、特にパーソナルとサブパーソナルの関係についての研究者による立場の違いについては、ドレイソンの 2014 年の論文（Drayson, Z. (2014) The personal/subpersonal distinction. *Philosophy Compass*, 9: 338-346）がよくまとまっている。

第 2 章

【ターゲット文献】

村井俊哉「脳神経科学から見た思いやり」

日本心理学会監修／高木修・竹村和久編『思いやりはどこから来るの？ —— 利他性の心理と行動』〔誠信書房, 2014〕pp.157-172.

（ターゲット文献内）

1　Krajbich, I., Adolphs, R., Tranel, D., Denburg, N.L., Camerer, C.F.(2009) Economic games quantify diminished sense of guilt in patients with damage to the prefrontal cortex. *J. Neurosci.*, 29:2188-92.

2　Hare, R.D. (1999) *Without Conscience: The Disturbing World of the Psychopaths Among Us*. Guilford Pr.　小林宏明訳『診断名サイコパス —— 身近にひそむ異常人格者たち』〔早川書房, 2000〕.

4　Anderson, S.W., Bechara, A., Damasio, H. et al (1999) Impairment of social and moral behaviour related to early damage in human prefrontal cortex. *Nat. Neurosci.*, 2:1032-1037.

*　この話をするときに、私はいつも苦労しています。なぜなら筆者としては、一般読者の皆さんに脳や心に関する事実をわかりやすく伝える義務を感じていますが、一方では、精神科の病気のように、うっかりすると偏見や誤解を生みやすい病気について、正確な情報を伝える義務も感じているからです。そこで、本文はわかりやすさを優先し、この注で正確さを補うことにしました。

私自身は交通事故で腹内側前頭皮質に傷を負った人たちの多くの診察にあたっていますが、実際にはこれらの患者さんたちが特に利己的な人たちであると感じたことはほとんどないのです。腹内側前頭前皮質に損傷のある人たちは、感情や行動を

■著者紹介

村井俊哉（むらい・としや）

1966年，大阪府生まれ。1991年，京都大学医学部卒。1998年、同大学院医学研究科修了，医学博士〔「局在脳損傷にともなう重複記憶錯誤について」〕。マックスプランク認知神経科学研究所を経て，2002年京都大学医学研究科精神医学教室講師、2009年より教授。

著書に，『社会化した脳』〔エクスナレッジ，2007年〕，『脳は利他的にふるまいたがる』〔PHPエディターズ・グループ，2009年〕，『人の気持ちがわかる脳』〔ちくま新書，2009年〕，『精神医学を視る「方法」』『精神医学の実在と虚構』〔日本評論社，2014年〕ほか。

編著書に，『精神医学へのいざない』共編:野間俊一・深尾憲二朗〔創元社，2012年〕，『精神医学のひろがり』共編:野間俊一・深尾憲二朗〔創元社，2013年〕，『精神医学のおくゆき』共編:深尾憲二朗・野間俊一〔創元社，2015年〕ほか。

訳書に，M. シュピッツァー『脳 回路網のなかの精神』共訳:山岸洋〔新曜社，2001年〕，N. ガミー『現代精神医学原論』〔みすず書房，2009年〕『現代精神医学のゆくえ』共訳:山岸洋・和田央〔みすず書房，2012年〕『一流の狂気』共訳:山岸洋〔日本評論社，2016年〕，R. クーパー『精神医学の科学哲学』共監訳:伊勢田哲治／訳:植野仙経・中尾央・川島啓嗣・菅原裕輝訳〔名古屋大学出版会，2015年〕『DSM-5を診断する』共訳:植野仙経〔日本評論社，2015年〕ほか。

精神医学《せいしんいがく》の概念《がいねん》デバイス

2018年7月20日　第1版第1刷発行

著　者 ……………………………………………………………………
村井俊哉
発行者 ……………………………………………………………………
矢部敬一
発行所 ……………………………………………………………………
株式会社　創元社
本　　社　〒541-0047 大阪市中央区淡路町4-3-6
TEL.06-6231-9010(代)
FAX.06-6233-3111
東京支店　〒101-0051 東京都千代田区神田神保町1-2
田辺ビル
TEL.03-6811-0662(代)
http://www.sogensha.co.jp/
印刷所 ……………………………………………………………………
亜細亜印刷株式会社
装　画 ……………………………………………………………………
小林 啓
装　丁 ……………………………………………………………………
鷺草デザイン事務所
DTP ……………………………………………………………………
東 浩美

ISBN978-4-422-11681-5　C3011